TOUS ACCROS !

ADDICTIONS MODERNES : LES CONSÉQUENCES ET DES CONSEILS PRATIQUES POUR VOTRE SANTÉ

Table des matières

Avant-propos

Qui suis-je ?

Salut ! Moi c'est Sophie, rédactrice en France, pays des lumières, des croissants et... des addictions modernes ! Eh oui, comme vous, je suis une simple mortelle qui adore faire défiler ses réseaux sociaux à la recherche de la dernière tendance à la mode, grignoter des sucreries quand je suis stressée, et binge-watcher des séries jusqu'à pas d'heure. Je ne suis ni médecin ni experte en addictions, mais j'ai un talent particulier pour dénicher les infos utiles et les rendre digestes – un peu comme transformer un brocoli en chocolat, mais version lecture !

Avant d'aller plus loin, je préfère vous le dire tout de suite : il y a un petit glossaire à la fin du livre ! Les termes binge-watcher, scroller, trend, likes, etc. n'auront bientôt plus aucun secret pour vous.

Alors, pourquoi ce livre ? Parce que j'ai remarqué que nous sommes nombreux à nous laisser happer par ces petites habitudes qui, petit à petit, prennent de plus en plus de place dans notre vie. Un jour, je me suis retrouvée à acheter trois paires de chaussures en ligne à 2 heures du matin et je me suis dit : "Sophie, ça suffit !". Depuis, j'ai décidé de me pencher sérieusement sur la question des addictions modernes.

Mon but avec ce livre est de partager avec vous des astuces pratiques, des anecdotes marrantes, et des conseils éclairés pour reprendre le contrôle de votre vie. Pas de culpabilisation ici, juste des pistes pour avancer ensemble vers un quotidien plus équilibré et serein.

Alors, embarquons ensemble dans cette aventure pour comprendre comment nos cerveaux fonctionnent, pourquoi nous sommes tous susceptibles de tomber dans ces petits pièges du quotidien, et surtout, comment nous pouvons en sortir sans devenir des moines tibétains !

Ce que vous allez découvrir

Bienvenue dans "Tous accros ! Addictions modernes : les conséquences et des conseils pratiques pour votre santé". Vous vous demandez peut-être ce que ce livre va vous apporter ? Eh bien, préparez-vous à une aventure aussi instructive que divertissante à travers les méandres des addictions modernes.

Tout d'abord, nous allons démystifier ce qu'est une addiction. Parce que oui, il y a une différence entre adorer le chocolat et ne pas pouvoir passer une journée sans en manger un carré (ou une tablette entière, soyons honnêtes). On verra comment ces comportements s'installent, pourquoi ils sont si difficiles à changer, et surtout, comment les repérer avant qu'ils ne prennent trop de place.

Ensuite, chaque chapitre sera consacré à une addiction spécifique : réseaux sociaux, sucre, shopping, jeux vidéo, télévision et séries, et même le travail. Pour chaque sujet, vous trouverez des anecdotes inattendues, des statistiques surprenantes, et des questionnaires pour évaluer où vous en êtes. Vous découvrirez aussi les impacts de ces addictions sur votre santé physique et mentale, ainsi que sur votre vie sociale et financière.

Mais ne vous inquiétez pas, ce n'est pas un livre de moralisation. Vous y trouverez des conseils pratiques et des pistes concrètes pour reprendre le contrôle. Des astuces simples pour diminuer votre consommation de sucre, des stratégies pour réduire le temps passé devant les écrans, ou encore des exercices pour mieux gérer votre temps et éviter le burn-out.

Pour la lecture, faites comme bon vous semble : Lisez les chapitres dans l'ordre ou dans le désordre, tout ou juste ce qui vous intéresse, en une journée ou en six mois. Il n'y a pas de règles !

En fin de compte, l'objectif est de vous donner des clés pour vivre une vie plus équilibrée, sans renoncer aux petites choses qui vous font plaisir. Parce que oui, il est possible de savourer une série Netflix sans y passer toute la nuit, ou de profiter des réseaux sociaux sans se sentir esclave de son téléphone.

Petite mise en garde

Avant de plonger tête la première dans le monde fascinant des addictions modernes, il est important de poser quelques bases. Ce livre est là pour vous informer, vous divertir et vous donner des astuces pratiques. Cependant, il y a des limites à ce qu'un livre peut faire.

Si vous sentez que votre relation avec une addiction devient vraiment problématique – que ce soit les réseaux sociaux, le sucre, le shopping, les jeux vidéo, la télévision, les séries ou même le travail – il est crucial de consulter un professionnel de la santé. Les psychologues, les psychiatres et autres spécialistes sont là pour vous aider à surpasser ces défis avec des solutions adaptées à vos besoins spécifiques.

Il est également bon de rappeler que chacun est différent. Ce qui fonctionne pour une personne peut ne pas être efficace pour une autre. Les conseils donnés ici sont généraux et destinés à vous guider vers des habitudes plus saines. N'hésitez pas à ajuster et à expérimenter pour trouver ce qui marche le mieux pour vous.

Enfin, souvenez-vous que l'objectif n'est pas la perfection, mais l'amélioration. Nous avons tous nos petites faiblesses et nos moments de craquage, et c'est parfaitement normal. L'essentiel est de prendre conscience de nos comportements et de chercher à les équilibrer.

Alors, prenez ce livre comme un compagnon de route bienveillant, prêt à vous donner un coup de pouce quand vous en avez besoin, sans jamais vous juger.

Ce livre contient des conseils pratiques basés sur mon expérience personnelle et mes recherches. Ils sont donnés à titre indicatif et ne sont pas des substituts à un avis professionnel.

Je décline toute responsabilité pour toute conséquence découlant de l'utilisation des informations contenues dans ce livre. Je vous encourage fortement à consulter des experts appropriés avant de mettre en œuvre tout conseil ou information fournie dans ce livre.

Merci de votre compréhension.

Introduction

C'est quoi une addiction ?

Alors, c'est quoi au juste une addiction ? On en entend parler à toutes les sauces, mais il est temps de démêler le vrai du faux. Une addiction, c'est un peu comme avoir un passager clandestin dans sa tête, qui prend petit à petit le contrôle de nos envies et de nos décisions.

En gros, l'addiction se définit par une dépendance à une substance ou à un comportement. Ce qui démarre souvent comme une source de plaisir ou de soulagement se transforme en un besoin irrépressible et envahissant. C'est ce moment où le plaisir initial laisse place à une obligation, où l'on ne peut plus s'en passer malgré les effets négatifs que cela entraîne.

Mais attention, il ne faut pas confondre habitude et addiction. Une habitude, c'est cette petite routine que l'on adopte sans trop y penser, comme boire son café le matin. C'est assez inoffensif tant que ça ne perturbe pas notre vie. L'addiction, elle, c'est quand cette habitude prend le dessus, au point de devenir indispensable et de causer des problèmes dans notre quotidien.

L'addiction peut toucher n'importe qui, et elle peut prendre des formes variées. Que ce soit le scroll infini sur les réseaux sociaux, la quête constante de likes, le sucre, les jeux vidéo, le shopping, la télévision ou même le travail, toutes ces activités peuvent devenir des addictions si elles prennent trop de place dans notre vie.

Et les conséquences, parlons-en. Une addiction peut avoir des impacts sérieux sur la santé physique, la santé mentale, les relations sociales et même le porte-monnaie. C'est comme un petit parasite qui s'installe et qui finit par perturber tout notre écosystème personnel.

Alors voilà, l'addiction, c'est plus qu'une simple envie ou habitude. C'est un état où l'on perd la liberté de choix, où notre bien-être est sacrifié au profit d'un besoin compulsif. Reconnaître et comprendre ce qu'est une addiction est le premier pas pour reprendre le contrôle et trouver des solutions adaptées. On en reparlera en détail dans les chapitres suivants, mais pour l'instant, gardez en tête cette image du passager clandestin : c'est lui qu'on va apprendre à déloger.

Pourquoi ce livre ?

Alors, pourquoi un énième livre sur les addictions modernes ? Bonne question ! Parce que, soyons honnêtes, on est tous un peu accros à quelque chose aujourd'hui. Que ce soit notre téléphone, le sucre, les séries, le shopping ou même notre travail, les tentations sont partout et il devient de plus en plus difficile de garder l'équilibre.

Les addictions modernes ne sont pas seulement une affaire de substances illicites ou de comportements extrêmes. Elles se nichent dans notre quotidien, se faufilent dans nos habitudes et finissent par s'imposer comme des besoins incontournables. On vit dans une époque où tout est fait pour capter notre attention, pour nous séduire et nous garder accrochés le plus longtemps possible. Les technologies avancent à une vitesse folle et notre mode de vie s'adapte, parfois au détriment de notre bien-être.

Ce livre est là pour décortiquer ces nouvelles formes d'addictions, pour les comprendre et, surtout, pour trouver des solutions simples et efficaces. Pas de jargon compliqué ou de sermons moralisateurs ici. L'idée est de partager des conseils pratiques, de manière légère et accessible, pour que chacun puisse identifier ses propres défis et y faire face avec sérénité.

On va explorer ensemble les rouages de ces addictions, comprendre comment elles fonctionnent et pourquoi elles nous touchent autant. L'objectif est de démystifier le sujet, de le rendre compréhensible et de vous donner les clés pour reprendre le contrôle. Parce qu'en fin de compte, il ne s'agit pas de tout arrêter ou de se priver, mais de trouver un équilibre qui nous permet de profiter de la vie sans en devenir esclave.

Ce livre est aussi une invitation à réfléchir sur notre relation avec ces habitudes modernes, à se poser les bonnes questions et à envisager des changements positifs. Parce que oui, on peut aimer les réseaux sociaux sans y passer des heures chaque jour, apprécier une bonne série sans enchaîner les saisons jusqu'à l'aube, ou encore savourer une pâtisserie sans en faire une habitude quotidienne.

Alors voilà, ce livre est pour tous ceux qui veulent mieux comprendre les défis de notre époque, ceux qui cherchent des astuces pour améliorer leur quotidien sans se prendre la tête, et ceux qui veulent avancer vers un mode de vie plus équilibré et épanouissant. Prêt à embarquer dans cette aventure ? Allez, on y va ensemble !

Partie I : Les Bases de l'Addiction

1. Les rouages de l'addiction

Votre cerveau sous influence

Ah, notre cerveau ! Ce petit organe de 1,5 kg qui nous fait vivre des montagnes russes émotionnelles et qui, parfois, nous pousse à faire des choses insensées, comme finir un paquet de biscuits en une seule fois ou passer toute la nuit à jouer à un jeu vidéo. Mais comment fonctionne-t-il vraiment face aux addictions ?

Tout commence avec la dopamine, cette fameuse molécule du plaisir.

Pour info, les quatre molécules du plaisir ou "hormones du bonheur" sont la dopamine, la sérotonine, l'endorphine et l'ocytocine. La dopamine nous motive en nous récompensant, la sérotonine nous donne un sentiment de bien-être et de calme, l'endorphine agit comme un analgésique naturel, et l'ocytocine crée des liens sociaux et des sentiments de confiance.

Ainsi, chaque fois que nous faisons quelque chose de plaisant, notre cerveau libère de la dopamine. Que ce soit savourer un bon dessert, écouter notre chanson préférée ou recevoir un compliment, la dopamine nous fait sentir bien. Les substances addictives et certains comportements exploitent ce système de récompense en inondant le cerveau de dopamine, bien plus que ce qu'il est habitué à gérer.

Cette avalanche de dopamine donne un coup de boost à notre sensation de plaisir. Mais voilà, notre cerveau, en quête constante d'équilibre, s'adapte. Il commence à réduire sa sensibilité à la dopamine. En clair, pour ressentir le même niveau de plaisir, il nous faut de plus en plus de cette substance ou de ce comportement. C'est là que le cercle vicieux de l'addiction se met en place. Le plaisir initial se transforme en besoin pressant, et la recherche de ce plaisir devient une priorité au détriment de tout le reste.

Et puis, il y a le cortex préfrontal, cette partie du cerveau responsable de la prise de décision et du contrôle des impulsions.

Lorsqu'on est sous l'emprise de l'addiction, ce cortex est mis à rude épreuve. Il devient de plus en plus difficile de résister à la tentation, de faire des choix rationnels et de dire non. On se retrouve souvent à faire des choses qu'on sait pertinemment être mauvaises pour nous, mais qu'on ne peut s'empêcher de faire.

En parallèle, le système de stress entre en jeu. Les situations stressantes augmentent notre vulnérabilité à l'addiction, et l'addiction elle-même devient une source de stress. C'est un double coup dur : on cherche à soulager notre stress par le biais de l'addiction, ce qui ne fait qu'aggraver le problème à long terme.

Enfin, notre mémoire et nos apprentissages sont également affectés. Le cerveau associe les souvenirs de plaisir intense avec la substance ou le comportement addictif. Ces souvenirs deviennent des déclencheurs puissants, nous poussant à répéter les comportements addictifs même lorsque nous essayons de les éviter.

Pour info, on peut d'ailleurs utiliser ce principe à notre avantage pour développer de nouvelles bonnes habitudes : pratiquer un sport sympa avec des gens que l'on apprécie plutôt qu'un sport pourri tout seul, lire des livres fun et légers (comme celui-ci !) plutôt que des gros ouvrages imbuvables, etc. La clé est d'utiliser le circuit de la récompense à bon escient en associant un bon comportement avec une émotion positive (plaisir, bonheur, apaisement, etc.).

Voilà en quelques mots comment notre cerveau se retrouve piégé dans les griffes de l'addiction. Ce mécanisme complexe, influencé par la dopamine, le cortex préfrontal, le stress et la mémoire, explique pourquoi il est si difficile de s'en sortir. Mais comprendre ces rouages nous donne déjà un sacré avantage pour commencer à reprendre le contrôle.

Pourquoi nous sommes tous différents

Nous avons tous nos petites particularités, et quand il s'agit d'addiction, ces différences sont encore plus marquées. Alors pourquoi sommes-nous tous si différents face aux addictions ? Plongeons un peu dans ce qui nous rend uniques.

Tout d'abord, parlons de nos gènes. Eh oui, la génétique joue un rôle clé. Certains d'entre nous héritent d'une prédisposition biologique qui nous rend plus vulnérables aux comportements addictifs. C'est comme si certains avaient une sorte de "ticket d'entrée" génétique pour l'addiction. Mais ne blâmons pas tout sur nos parents, il y a bien plus en jeu.

Ensuite, il y a notre environnement. Les circonstances dans lesquelles nous grandissons et évoluons influencent grandement notre relation aux addictions. Le stress, les traumatismes, et même les interactions sociales peuvent jouer un rôle crucial. Par exemple, un environnement familial tendu ou un cadre social où les comportements à risque sont courants peuvent augmenter nos chances de développer des addictions.

Les influences sociales sont également puissantes. Les amis, les collègues, et même les tendances culturelles peuvent orienter nos comportements. Vivre dans une société qui glorifie la réussite et la productivité à tout prix peut pousser certains vers le workaholisme, tandis que d'autres peuvent succomber à la pression des réseaux sociaux.

La personnalité, un autre facteur déterminant. Certains traits de caractère, comme l'impulsivité ou la recherche de sensations fortes, peuvent rendre une personne plus susceptible de tomber dans l'addiction. Ceux qui sont constamment à la recherche de nouvelles expériences excitantes peuvent être plus enclins à expérimenter des substances ou des comportements potentiellement addictifs.

Le cerveau lui-même joue un rôle majeur. La façon dont notre cerveau réagit aux stimuli externes peut varier d'une personne à l'autre. Certains peuvent avoir un système de récompense plus sensible, ce qui les rend plus facilement accros aux plaisirs instantanés. D'autres peuvent avoir une résilience naturelle plus forte, leur permettant de résister plus facilement aux tentations.

Il ne faut pas oublier les différences psychologiques. Notre état mental, nos émotions, et notre façon de gérer le stress sont autant de facteurs qui influencent notre vulnérabilité à l'addiction. Les personnes souffrant de troubles anxieux ou dépressifs, par exemple, peuvent être plus susceptibles de chercher refuge dans des comportements addictifs pour échapper à leur malaise.

Enfin, les expériences de vie uniques façonnent notre relation aux addictions. Chaque parcours est différent, et les défis ou les succès rencontrés en chemin modèlent notre susceptibilité à l'addiction. Une personne ayant traversé des épreuves difficiles peut développer des mécanismes de coping qui incluent des comportements addictifs, tandis qu'une autre ayant eu une vie plus stable peut y être moins sujette.

En résumé, nous sommes tous des mosaïques complexes de génétique, d'environnement, de personnalité, de biologie et d'expériences de vie. Cette diversité explique pourquoi l'addiction touche chacun de manière différente. Connaître ces facteurs peut nous aider à mieux comprendre notre propre vulnérabilité et à développer des stratégies plus efficaces pour prévenir et combattre les comportements addictifs. Voilà pourquoi nous sommes tous uniques dans notre rapport à l'addiction, et c'est cette unicité qui nous guide vers des solutions personnalisées.

Repérer une addiction

Alors, comment savoir si on est tombé dans le piège de l'addiction ? C'est un peu comme essayer de repérer un ninja dans la nuit : ce n'est pas toujours évident, mais avec quelques indicateurs, on peut y voir plus clair.

D'abord, il y a la question du contrôle. Une addiction se manifeste souvent par une perte de contrôle sur le comportement ou la consommation de la substance. Vous avez beau vous dire que vous allez arrêter ou réduire, mais rien n'y fait, ça revient toujours. Cette incapacité à contrôler ou à limiter son usage est un signe clé d'une possible addiction.

Ensuite, parlons de la tolérance. Le corps et l'esprit s'habituent progressivement à la substance ou au comportement, ce qui signifie qu'il en faut de plus en plus pour obtenir le même effet. C'est comme si votre cerveau disait "encore, encore" sans jamais être vraiment satisfait. Cette tolérance accrue est un autre indicateur que quelque chose ne va pas.

Il y a aussi les symptômes de sevrage. Lorsque vous essayez de réduire ou d'arrêter, vous pouvez ressentir des symptômes désagréables, tant physiques que psychologiques. Ça peut aller de l'irritabilité à la déprime, en passant par des tremblements ou des sueurs froides. Ces signes montrent que votre corps et votre esprit sont devenus dépendants.

Un autre signe à surveiller, c'est le temps et l'énergie consacrés à l'addiction. Si vous passez de plus en plus de temps à chercher, à utiliser ou à vous remettre de l'effet de la substance ou du comportement, c'est un drapeau rouge. Les activités et les responsabilités normales de la vie commencent à passer à la trappe.

Et puis, il y a l'impact sur votre vie quotidienne. Une addiction peut sérieusement perturber votre routine, vos relations, votre travail et même vos loisirs. Vous commencez à négliger des choses importantes, à vous isoler socialement, ou à rencontrer des problèmes professionnels ou personnels.

La poursuite malgré les conséquences négatives est également un signe fort. Même en étant conscient des dégâts causés – que ce soit sur votre santé, vos relations ou votre portefeuille – vous continuez quand même. C'est comme si le besoin prenait le dessus sur la raison.

Enfin, il y a ce sentiment persistant de ne pas pouvoir s'en passer. Même quand tout semble aller bien, il y a toujours cette petite voix qui vous pousse à y retourner. Ce désir irrépressible, malgré tous les efforts pour résister, est un indicateur important d'une addiction.

Reconnaître ces signes est crucial pour prendre conscience de la situation et chercher des solutions. L'addiction, bien que difficile à surmonter, n'est pas une fatalité. En étant attentif à ces indicateurs, vous pouvez prendre les premières mesures pour reprendre le contrôle de votre vie.

2. Quand l'addiction s'invite dans notre vie

Impact sur notre corps

Quand on parle d'addiction, on pense souvent aux conséquences immédiates sur notre comportement, mais qu'en est-il de notre corps ? Eh oui, nos habitudes modernes peuvent avoir des répercussions sérieuses sur notre santé physique, et c'est pas joli joli.

Les addictions modernes, qu'il s'agisse des écrans, du sucre, du travail ou autres, finissent par laisser des traces visibles et invisibles sur notre organisme. Imaginez votre corps comme une machine délicate : si vous ne l'entretenez pas correctement, elle commence à montrer des signes de fatigue.

D'abord, il y a la question de l'énergie. Nos corps sont conçus pour bouger, se reposer et se nourrir de manière équilibrée. Les addictions viennent souvent perturber ce délicat équilibre. Un corps soumis à un excès de sédentarité, par exemple, perd de sa vitalité. Le manque de mouvement peut entraîner une prise de poids, des douleurs articulaires et une diminution de la masse musculaire. Notre machine interne commence à rouiller.

Ensuite, pensons à notre système digestif. Le stress et les mauvaises habitudes alimentaires, souvent associés aux comportements addictifs, peuvent causer des ravages. L'addiction au sucre, par exemple, met une pression énorme sur notre digestion et peut conduire à des problèmes tels que l'indigestion, les ballonnements ou même des maladies plus graves à long terme. Et n'oublions pas que notre intestin est souvent appelé notre "deuxième cerveau" – quand il ne va pas bien, c'est tout notre corps qui trinque.

Notre système cardiovasculaire n'est pas en reste. Les comportements addictifs peuvent augmenter le risque de maladies cardiaques. Le stress chronique, que l'on retrouve souvent chez les accros au travail ou à d'autres activités compulsives, élève la tension artérielle et peut contribuer à l'accumulation de plaques dans les artères. Notre pauvre cœur doit alors travailler plus dur, ce qui n'est jamais bon signe.

Les troubles du sommeil sont une autre conséquence fréquente des addictions modernes. Les écrans, par exemple, peuvent perturber notre rythme circadien, ce fameux cycle veille-sommeil. Un sommeil de mauvaise qualité ou insuffisant affecte notre concentration, notre humeur et notre capacité à prendre des décisions. Et comme si ce n'était pas suffisant, un manque de sommeil chronique affaiblit notre système immunitaire, nous rendant plus vulnérables aux maladies.

Enfin, notre peau peut également en prendre un coup. Le stress, les mauvaises habitudes alimentaires et le manque de sommeil peuvent se manifester par des problèmes de peau tels que l'acné, les cernes et une peau terne. Ce n'est pas seulement une question d'esthétique – notre peau est le reflet extérieur de ce qui se passe à l'intérieur.

En résumé, nos addictions modernes peuvent transformer notre corps en véritable champ de bataille. Mais rassurez-vous, comprendre ces impacts est déjà un grand pas vers la solution. Ensemble, nous allons explorer comment reprendre le contrôle et remettre notre machine interne sur les rails.

Impact sur notre esprit

L'addiction, ce n'est pas seulement une question de comportement ou de santé physique. Notre esprit, ce temple fragile, en prend aussi un sacré coup. Les addictions modernes ne sont pas tendres avec notre santé mentale, et il est crucial de comprendre comment elles affectent notre esprit pour mieux s'en protéger.

Le premier impact évident, c'est le stress. L'addiction crée une tension permanente, une sorte de fond sonore de stress qui ne nous quitte jamais vraiment. Que ce soit l'angoisse de ne pas avoir notre dose de sucre, la pression constante du travail ou la compulsion à vérifier nos réseaux sociaux toutes les cinq minutes, notre cerveau est en état d'alerte quasi permanent. Ce stress chronique peut mener à des troubles anxieux, nous rendant irritables et toujours sur les nerfs.

Ensuite, il y a la question de la dépression. Lorsque l'addiction prend le dessus, elle peut nous isoler, nous couper de nos relations sociales et de nos activités habituelles. On se retrouve seul avec notre dépendance, ce qui peut entraîner des sentiments de tristesse, de désespoir et d'impuissance. Le plaisir initial de l'addiction se transforme en un cycle infernal où le bien-être est de plus en plus difficile à atteindre.

La culpabilité est un autre poids lourd que l'on porte souvent en silence. On sait que nos comportements ne sont pas bons pour nous, mais on a du mal à les contrôler. Cette bataille intérieure génère une culpabilité constante, comme un petit juge intérieur toujours prêt à nous rappeler nos échecs. Et cette culpabilité ne fait qu'aggraver notre état mental, créant un cercle vicieux dont il est difficile de sortir.

Les addictions modernes perturbent également notre capacité à nous concentrer et à prendre des décisions. Notre esprit devient brumeux, moins capable de se focaliser sur les tâches importantes. Les interruptions fréquentes pour vérifier notre téléphone ou succomber à une autre impulsion réduisent notre productivité et notre efficacité. Notre cerveau, sollicité en permanence, peine à se reposer et à fonctionner de manière optimale.

Enfin, l'addiction peut altérer notre perception de la réalité. Elle modifie nos priorités, nous poussant à faire passer notre besoin de satisfaction immédiate avant tout le reste. Cette déformation des priorités peut nous amener à prendre des décisions impulsives, souvent regrettables, et à négliger les aspects importants de notre vie.

En somme, les addictions modernes jouent un jeu dangereux avec notre santé mentale. Elles nous stressent, nous isolent, nous culpabilisent, et brouillent notre jugement. Mais ne vous inquiétez pas, reconnaître ces impacts est déjà un pas vers la guérison. Ensemble, nous allons apprendre à reprendre le contrôle de notre esprit et à retrouver une tranquillité mentale.

Impact sur notre vie sociale et notre porte-monnaie

Quand l'addiction s'installe, elle ne se contente pas de chambouler notre esprit et notre corps. Elle s'invite aussi dans nos relations sociales et notre portefeuille, et là, c'est la fête des dégâts !

Commençons par la vie sociale. L'addiction a un talent particulier pour nous isoler. Peu à peu, les moments partagés avec les amis et la famille deviennent secondaires, voire gênants. On préfère rester seul avec notre dépendance, parce que c'est plus facile que d'affronter les regards ou les jugements des autres. Les liens se distendent, les invitations se font rares, et sans même s'en rendre compte, on se retrouve de plus en plus seul. L'addiction crée une bulle autour de nous, nous coupant du monde extérieur et des relations qui nous sont chères.

Les interactions sociales elles-mêmes deviennent plus compliquées. On est moins présent, moins attentif, et souvent préoccupé par notre prochain "shoot" de plaisir, qu'il soit numérique, sucré ou autre. Nos proches peuvent se sentir délaissés, incompris, et les conflits peuvent s'intensifier. C'est comme si l'addiction installait un filtre entre nous et les autres, rendant chaque interaction un peu plus difficile.

Et puis, il y a notre cher porte-monnaie. Les addictions modernes ne sont pas gratuites, loin de là. Qu'il s'agisse de dépenser sans compter pour des gadgets, des friandises, des jeux ou des vêtements, les coûts s'accumulent rapidement. Les petites dépenses ici et là finissent par former un gouffre financier. On se retrouve à faire des choix économiques difficiles, à rogner sur l'essentiel pour satisfaire notre dépendance.

Les conséquences financières peuvent être sérieuses. On peut tomber dans la spirale des dettes, avoir du mal à payer les factures, et même compromettre notre sécurité financière à long terme. L'addiction, en fin de compte, nous pousse à vivre au-dessus de nos moyens, à négliger nos responsabilités économiques et à prendre des décisions financières imprudentes.

Enfin, n'oublions pas le stress financier qui vient s'ajouter au tableau déjà sombre. S'inquiéter constamment de l'argent, jongler avec les paiements en retard et éviter les appels des créanciers ajoute une couche supplémentaire de stress, exacerbant encore notre dépendance. On se retrouve pris dans un cercle vicieux où l'addiction alimente les problèmes financiers, et vice versa.

En résumé, l'addiction ne se contente pas de nous affecter individuellement ; elle a des répercussions profondes sur notre vie sociale et notre situation financière. Elle isole, détruit des relations précieuses, et vide nos comptes en banque. Mais pas de panique, comprendre ces impacts est la première étape pour retrouver un équilibre. Ensemble, nous allons explorer des moyens de réparer ces aspects de notre vie et de remettre les choses en ordre.

Partie II : Les Addictions en Détail

1. Accros aux réseaux sociaux

Coup de projecteur sur cette addiction

Imaginez une journée sans réseaux sociaux. Pas de likes, pas de stories, pas de scroll incessant. Ça semble presque impossible, non ? Les réseaux sociaux ont envahi nos vies à une vitesse fulgurante et sont devenus une partie intégrante de notre quotidien. Mais comment sommes-nous devenus si accros ?

Les réseaux sociaux sont conçus pour capter notre attention et nous garder accrochés. Chaque notification, chaque "like", chaque commentaire déclenche une petite décharge de dopamine dans notre cerveau, c'est ce qui rend les réseaux sociaux si addictifs. En plus, les plateformes comme Facebook, Instagram, X, et TikTok savent exactement comment nous garder engagés, en jouant sur notre besoin d'approbation sociale et de connexion.

Prenons l'exemple d'Instagram. Combien de fois avez-vous ouvert l'application pour vérifier rapidement les dernières publications et vous êtes retrouvé une heure plus tard à regarder des vidéos de chats ? Ce phénomène a un nom : l'effet de scroll infini. C'est un piège bien connu où les contenus sont constamment renouvelés pour que nous ne trouvions jamais de véritable fin. Et avouons-le, nous tombons tous dedans.

Les statistiques sont là pour confirmer cette tendance. En moyenne, un utilisateur passe plus de deux heures par jour sur les réseaux sociaux. Ça peut sembler peu, mais si on additionne ces heures sur une semaine, un mois, ou même une année, cela représente une quantité de temps énorme passée devant un écran.

Les réseaux sociaux influencent également notre perception de la réalité. En voyant constamment des images de vies "parfaites", nous pouvons commencer à comparer notre propre vie à ce que nous voyons en ligne. Les réseaux sociaux sont comme une vitrine où chacun montre le meilleur de lui-même, en cachant les moments moins glorieux. Cette comparaison constante peut être épuisante et démoralisante.

Mais ce n'est pas tout. Les réseaux sociaux peuvent aussi perturber notre sommeil. Combien de fois avez-vous promis de vous coucher tôt, seulement pour vous retrouver à scroller jusqu'à minuit ou plus tard ? Et que dire des relations sociales ? Ironiquement, les réseaux sociaux, censés nous connecter, peuvent parfois nous isoler.

En conclusion, les réseaux sociaux sont une invention formidable qui nous permet de rester connectés, de partager des moments et de découvrir de nouvelles choses. Mais ils ont aussi un côté sombre, celui de l'addiction et des impacts négatifs sur notre bien-être mental et physique. La clé est de trouver un équilibre sain pour profiter des avantages des réseaux sociaux sans en devenir esclave.

Anecdote : Le piège du défilement infini

Vous savez, l'invention du défilement infini (le fameux scroll) est une histoire intéressante. Imaginez-vous, en 2006, un certain Aza Raskin, un designer et entrepreneur, travaillait tranquillement dans son bureau. Il avait une idée révolutionnaire : et si, au lieu de cliquer sans cesse pour charger de nouvelles pages, le contenu pouvait se charger tout seul, de manière fluide, au fur et à mesure qu'on descend ? Et boum, le défilement infini était né !

Aza Raskin ne se doutait probablement pas que son invention deviendrait l'un des mécanismes les plus addictifs de notre ère numérique. L'idée était simple mais brillante : offrir une expérience utilisateur plus fluide et agréable. Mais rapidement, les réseaux sociaux et les sites web ont flairé le bon filon. Avec le défilement infini, pas besoin de cliquer, tout s'enchaîne, comme une longue conversation passionnante dont on ne veut pas sortir.

Ce petit bijou technologique, conçu pour améliorer notre navigation, s'est transformé en piège pour notre attention. D'autant plus qu'il est maintenant couplé à de puissants algorithmes, capable de choisir les contenus les plus succeptibles de nous plaire. Nous voilà, des heures plus tard, toujours en train de faire défiler des vidéos de chatons, des recettes de cuisine ou les dernières trend à la mode. Le défilement infini est devenu un gouffre à temps, nous aspirant dans une spirale sans fin. L'intêret pour les plateformes ? Monnayer notre attention. Plus vous restez connecté et plus nous visionnons de publicités. En bref, le marché de l'attention est la ruée vers l'or des temps modernes, le nouvel Eldorado.

En 2020, Aza Raskin a déclaré à France Info que son invention a fait perdre en temps l'équivalent de 200 000 vies par jour. Imaginez un peu l'impact colossal de ce simple geste de glisser le doigt sur l'écran ! Alors, la prochaine fois que vous vous surprenez à scroller sans fin, pensez à Aza Raskin. Son invention a changé notre manière d'interagir avec le web, pour le meilleur et pour le pire. C'est un peu comme une montagne russe numérique, excitante au début, mais qui peut vite nous donner le tournis. Et comme toute bonne montagne russe, il est parfois sage de savoir quand descendre pour reprendre pied dans la réalité.

Questionnaire "êtes-vous concerné par cette addiction ?"

Vous vous demandez peut-être si vous êtes réellement accro aux réseaux sociaux ou si vous en faites juste un usage normal ? Voici un petit questionnaire pour vous aider à y voir plus clair. Répondez honnêtement et comptez vos points pour voir où vous vous situez. Prêt ? C'est parti !

1. Combien de temps passez-vous sur les réseaux sociaux chaque jour ?

a) Moins d'une heure

b) Entre une et deux heures

c) Plus de deux heures

2. Vous sentez-vous agité ou stressé lorsque vous ne pouvez pas accéder à vos réseaux sociaux ?

a) Pas du tout

b) Un peu

c) Beaucoup

3. Avez-vous déjà raté des moments importants ou des engagements à cause de votre utilisation des réseaux sociaux ?

a) Jamais

b) Rarement

c) Souvent

4. Combien de fois vérifiez-vous vos notifications sur une journée typique ?

a) Moins de cinq fois

b) Entre cinq et dix fois

c) Plus de dix fois

5. Utilisez-vous les réseaux sociaux avant de vous coucher ou dès que vous vous réveillez ?

a) Jamais

b) Parfois

c) Toujours

6. Avez-vous déjà ressenti de la jalousie, de la tristesse ou de l'insuffisance en comparant votre vie à celle des autres sur les réseaux sociaux ?

a) Jamais

b) Parfois

c) Souvent

7. Avez-vous des difficultés à limiter le temps que vous passez sur les réseaux sociaux, même si vous en ressentez le besoin ?

a) Pas du tout

b) Parfois

c) Oui, souvent

8. Avez-vous déjà désinstallé une application de réseau social pour essayer de réduire votre utilisation, puis réinstallé peu après ?

a) Jamais

b) Une fois

c) Plusieurs fois

9. Utilisez-vous les réseaux sociaux pour éviter de faire face à des situations stressantes ou à des émotions difficiles ?

a) Pas du tout

b) Parfois

c) Souvent

10. Vos amis ou votre famille vous ont-ils déjà fait remarquer que vous passez trop de temps sur les réseaux sociaux ?

a) Jamais

b) Rarement

c) Souvent

Résultats :

- Majorité de réponses a : Félicitations ! Vous avez une relation saine avec les réseaux sociaux. Vous savez profiter de leurs avantages sans en devenir dépendant. Continuez ainsi !

- Majorité de réponses b : Vous êtes à la limite. Vous utilisez les réseaux sociaux de manière régulière, mais cela ne semble pas encore trop problématique. Attention toutefois à ne pas laisser cette habitude prendre trop de place dans votre vie.

- Majorité de réponses c : Oups, il semble que vous soyez accro aux réseaux sociaux. Pas de panique, il existe des stratégies pour reprendre le contrôle et réduire votre temps d'écran. Les chapitres suivants vous donneront des astuces pour y parvenir.

Maintenant que vous avez une idée plus claire de votre relation avec les réseaux sociaux, poursuivons ensemble pour découvrir comment équilibrer tout ça et retrouver une vie plus sereine et connectée à la réalité.

Les effets sur votre santé

Les réseaux sociaux peuvent être amusants et utiles, mais lorsqu'ils deviennent une addiction, ils peuvent avoir des effets néfastes sur notre santé, tant physique que mentale. Passons en revue ces impacts pour mieux comprendre pourquoi il est crucial de garder un usage équilibré de ces plateformes.

Commençons par la santé mentale. Passer trop de temps sur les réseaux sociaux peut sérieusement affecter notre humeur et notre bien-être. La comparaison constante avec les vies apparemment parfaites des autres peut entraîner des sentiments d'insuffisance, de jalousie et de dépression. Les études montrent que plus nous passons de temps à regarder les photos filtrées et les posts soigneusement sélectionnés des autres, plus nous sommes susceptibles de nous sentir mal dans notre peau.

L'anxiété est un autre effet courant. Les notifications incessantes, les likes, les commentaires et les messages créent une pression constante pour être toujours disponible et réactif. Cette hyperconnectivité peut mener à un état d'alerte permanent, où nous nous sentons obligés de vérifier notre téléphone toutes les cinq minutes. Cela peut perturber notre concentration, augmenter notre stress et rendre plus difficile de se détendre et de profiter du moment présent.

Ensuite, parlons du sommeil. Combien de fois avez-vous fait du scroll juste avant de vous coucher, promettant de ne regarder que quelques minutes de plus, pour finalement vous retrouver éveillé une heure plus tard ? La lumière bleue émise par les écrans de nos smartphones interfère avec la production de mélatonine, l'hormone qui régule notre sommeil. Résultat : un sommeil perturbé, des difficultés à s'endormir et une qualité de sommeil réduite. Et nous savons tous qu'un mauvais sommeil affecte notre humeur, notre énergie et notre capacité à bien fonctionner le lendemain.

Les effets physiques ne sont pas en reste. Passer des heures à regarder un écran peut entraîner des problèmes de vision, comme la fatigue oculaire et la sécheresse des yeux. Le syndrome de l'œil sec numérique est devenu courant avec l'usage intensif des écrans. De plus, rester assis pendant de longues périodes, souvent dans des positions inconfortables, peut causer des douleurs cervicales et dorsales. Le "text neck", cette douleur au cou causée par le fait de baisser constamment la tête pour regarder notre téléphone, est une autre conséquence fréquente.

Enfin, il y a l'impact sur nos relations sociales. Ironiquement, les réseaux sociaux, censés nous connecter, peuvent nous isoler. Passer trop de temps en ligne peut nous éloigner des interactions en face-à-face, diminuant la qualité de nos relations réelles. Nous pouvons devenir moins présents lors des moments passés avec nos amis et notre famille, préférant vérifier notre fil d'actualité plutôt que de vivre pleinement ces instants.

En somme, une utilisation excessive des réseaux sociaux peut entraîner une variété de problèmes de santé physique et mentale. Mais ne vous inquiétez pas, il est possible de reprendre le contrôle et de profiter des réseaux sociaux de manière équilibrée. Dans les chapitres suivants, nous explorerons des stratégies et des conseils pratiques pour réduire ces effets négatifs et retrouver un usage sain et plaisant des réseaux sociaux.

Des conseils qui marchent !

Vous en avez assez de passer des heures à scroller sans fin sur vos réseaux sociaux ? Bonne nouvelle : il existe des solutions efficaces pour reprendre le contrôle de votre temps et de votre bien-être. Voici quelques astuces pratiques pour vous aider à réduire votre utilisation des réseaux sociaux et à retrouver un équilibre sain.

1. Fixez-vous des limites de temps

L'une des premières étapes pour diminuer votre usage des réseaux sociaux est de définir des limites claires. Utilisez les fonctions de gestion du temps intégrées à la plupart des smartphones, comme les temps d'écran sur iPhone ou Digital Wellbeing sur Android. Programmez des alertes qui vous signalent lorsque vous avez atteint votre limite quotidienne. Vous pouvez aussi utiliser des applications dédiées comme "Forest" ou "Moment" pour vous aider à rester discipliné. Aujourd'hui, ce genre de fonction est parfois intégrée directement dans les réseaux sociaux. C'est par exemple le cas pour Instagram.

2. Créez des zones sans téléphone

Instaurer des espaces de déconnexion dans votre journée peut grandement aider à réduire votre dépendance aux réseaux sociaux. Par exemple, décidez de ne pas utiliser votre téléphone pendant les repas, dans votre chambre à coucher ou lors de moments passés en famille ou entre amis. Vous pouvez même désigner des "journées sans réseaux sociaux" chaque semaine pour vous déconnecter totalement et vous recentrer sur le monde réel.

3. Désactivez les notifications non essentielles

Les notifications sont conçues pour capter votre attention et vous ramener constamment aux réseaux sociaux. Faites le tri et désactivez celles qui ne sont pas indispensables directement dans les paramètres des applications ou alors dans les paramètres du téléphone. Vous serez surpris de voir à quel point cela réduit l'envie de vérifier constamment votre téléphone. Gardez uniquement les notifications essentielles, comme les messages importants ou les appels.

4. Utilisez les réseaux sociaux de manière intentionnelle

Au lieu de scroller sans but, essayez d'utiliser les réseaux sociaux de manière plus intentionnelle. Avant d'ouvrir une application, demandez-vous pourquoi vous le faites et ce que vous espérez y trouver. Limitez-vous à des sessions courtes et spécifiques, comme vérifier les messages d'amis proches ou chercher une information en particulier.

5. Engagez-vous dans des activités hors ligne

Remplissez votre temps libre avec des activités qui ne nécessitent pas de technologie. Lisez un livre, allez vous promener, pratiquez un sport, essayez une nouvelle recette de cuisine ou apprenez un nouvel instrument de musique. Plus vous vous investissez dans des activités hors ligne, moins vous ressentirez le besoin de vous tourner vers les réseaux sociaux pour combler votre temps.

6. Suivez des comptes positifs et inspirants

Faites le ménage dans vos abonnements. Suivez des comptes qui vous apportent de la joie, de l'inspiration et des connaissances utiles. Évitez les comptes qui vous font vous sentir mal dans votre peau ou qui vous entraînent dans des spirales de comparaison négative. En choisissant soigneusement votre contenu, vous pouvez transformer vos moments en ligne en expériences plus positives.

7. Parlez-en autour de vous

Parler de votre volonté de réduire votre usage des réseaux sociaux avec vos amis et votre famille peut être très bénéfique. Non seulement ils peuvent vous soutenir dans cette démarche, mais ils peuvent aussi être inspirés à faire de même. Ensemble, vous pouvez trouver des activités alternatives et vous encourager mutuellement à rester déconnectés.

8. Faites des pauses régulières (au travail)

Pratiquez la règle des pauses régulières, comme la technique Pomodoro, qui consiste à travailler pendant 25 minutes puis à prendre une pause de 5 minutes. Pendant ces pauses, éloignez-vous des écrans et faites quelque chose de relaxant. Cela peut vous aider à rester productif tout en réduisant votre dépendance aux réseaux sociaux.

Adopter ces stratégies peut vous aider à retrouver un usage plus équilibré et sain des réseaux sociaux. N'oubliez pas que l'objectif n'est pas de se couper totalement du monde numérique, mais de mieux gérer notre temps et notre attention pour en tirer le meilleur parti.

Prêt à essayer ces astuces et à voir la différence ? Allez, c'est parti pour une vie plus équilibrée et connectée à l'essentiel !

Pour approfondir le sujet : découvrez Fabien Olicard

Si vous êtes du genre à vouloir explorer tous les recoins du sujet, laissez-moi vous présenter Fabien Olicard. Ce type est un vrai touche-à-tout : mentaliste, humoriste et expert en neurosciences. Vous l'avez peut-être déjà vu sur YouTube, où il décortique avec brio les mystères de notre cerveau. Son charme et son humour rendent la science fun et accessible à tous. Mais ce n'est pas tout ! Fabien se produit aussi sur scène avec un spectacle qui allie mentalisme et vulgarisation scientifique. Il réussit à rendre captivant même les trucs les plus complexes, avec des tours de magie de l'esprit qui nous laissent bouche bée.

Et pour couronner le tout, il a écrit un livre incontournable : "Votre attention est votre superpouvoir". Dans ce livre, Fabien plonge dans les méandres de notre concentration et dévoile comment nos écrans et applications sont conçus pour capter chaque seconde de notre attention. Il ne s'arrête pas là : il propose aussi des astuces pour redevenir les maîtres de notre temps et de notre esprit. Si vous avez envie de mieux comprendre comment votre cerveau fonctionne et comment ne pas vous laisser piéger par les sirènes du numérique, ce livre est fait pour vous.

Fabien Olicard vous embarque dans un voyage fascinant au cœur de l'attention. C'est ludique, c'est enrichissant, et surtout, ça vous donnera des outils concrets pour naviguer dans ce monde hyperconnecté. Alors, prêts pour un peu de magie mentale ? Plongez dans son univers, vous ne serez pas déçus !

2. Accros au sucre

Coup de projecteur sur cette addiction

Ah, le sucre ! Qui peut résister à une délicieuse pâtisserie, une tablette de chocolat ou une cuillère de glace crémeuse ? Nous savons tous que le sucre est délicieux, mais saviez-vous qu'il peut aussi être terriblement addictif ? Regardons de plus près cette addiction douce et redoutable.

Le sucre est partout. On le trouve bien sûr dans les desserts et les bonbons, mais aussi dans des aliments insoupçonnés comme les sauces, les pains, et même certains plats préparés. Pourquoi est-il si omniprésent ? Parce qu'il est savamment utilisé pour rendre les aliments plus appétissants et, avouons-le, pour nous rendre accro. Chaque fois que nous consommons du sucre, notre cerveau libère de la dopamine, cette fameuse hormone du plaisir, nous faisant ressentir une sensation de bien-être instantanée. Mais cette sensation ne dure pas, et nous en voulons toujours plus. C'est ainsi que l'addiction au sucre peut s'installer.

Prenons un exemple concret. Imaginez une journée typique. Vous commencez par un café sucré le matin pour vous réveiller, ajoutez un croissant ou des céréales sucrées pour le petit-déjeuner. Vers 11 heures, vous ressentez un petit creux et optez pour une barre chocolatée. Le déjeuner n'est pas complet sans une boisson sucrée ou un dessert. L'après-midi, vous avez encore une petite fringale, alors vous prenez un biscuit ou deux. Et le soir, un dessert sucré pour terminer la journée en beauté. À la fin de la journée, vous avez consommé bien plus de sucre que vous ne le pensiez, et votre cerveau en redemande.

Les statistiques sont alarmantes. Selon l'Organisation mondiale de la santé (OMS), la consommation de sucre a augmenté de manière significative ces dernières décennies, contribuant à des problèmes de santé majeurs comme l'obésité, le diabète de type 2 et les maladies cardiovasculaires. En moyenne, nous consommons bien plus de sucre que la quantité recommandée, souvent sans même nous en rendre compte.

Mais comment savoir si vous êtes accro au sucre ? Voici quelques signes révélateurs : vous avez des fringales fréquentes, surtout pour des aliments sucrés ; vous vous sentez irritable ou fatigué lorsque vous ne consommez pas de sucre ; vous avez besoin de quelque chose de sucré pour vous sentir mieux ; et vous avez du mal à réduire votre consommation de sucre malgré vos efforts.

La bonne nouvelle, c'est qu'il est possible de surmonter cette addiction. Réduire sa consommation de sucre est un processus qui prend du temps, mais qui en vaut vraiment la peine pour votre santé.

En conclusion, le sucre est une substance puissante qui peut facilement devenir addictive. En prenant des mesures conscientes pour réduire votre consommation, vous pouvez reprendre le contrôle et améliorer significativement votre santé.

Anecdote : l'illusion du jus de fruit

L'autre jour, en discutant avec un copain qui voulait se mettre au « healthy », il me raconte qu'il remplace les sodas par du jus de fruits. Je me suis dit : "Ah, la bonne vieille illusion du jus de fruits sain !"

Eh oui, on pense souvent bien faire en buvant du jus de fruits, mais on ne réalise pas que ces petites briquettes sont de vraies bombes de sucre caché. En fait, boire un verre de jus de fruits, c'est un peu comme avaler plusieurs fruits d'un coup, mais sans les fibres qui aident à gérer le sucre. Alors, on se retrouve avec une belle dose de sucre rapide, sans les bienfaits du fruit entier.

Le mieux, c'est encore de croquer directement dans le fruit. En plus des fibres, on profite de la mastication qui aide à rassasier et ralentit l'absorption du sucre. Un jus d'orange c'est sympa, mais une orange entière, c'est bien plus malin !

Alors, la prochaine fois que vous hésitez entre presser une orange ou la manger entière, pensez à tout ce bon sucre naturel que vous allez doser bien mieux en croquant dans le fruit. Votre corps vous remerciera et, promis, vos papilles aussi !

Questionnaire "êtes-vous concerné par cette addiction ?"

Vous vous demandez peut-être si votre amour pour le sucre a franchi la ligne de la simple gourmandise pour devenir une véritable addiction ? Voici un petit questionnaire pour vous aider à y voir plus clair. Répondez honnêtement et voyez où vous en êtes. Prêt ? C'est parti !

1. Combien de fois par jour consommez-vous des aliments sucrés (bonbons, desserts, boissons sucrées, etc.) ?

a) Rarement, une fois ou deux par semaine

b) Une à deux fois par jour

c) Plus de trois fois par jour

2. Ressentez-vous souvent des fringales pour des aliments sucrés ?

a) Rarement

b) Parfois

c) Souvent, presque tous les jours

3. Avez-vous déjà ressenti de l'irritabilité ou de la fatigue lorsque vous n'avez pas consommé de sucre depuis un certain temps ?

a) Non, jamais

b) Parfois

c) Oui, souvent

4. Utilisez-vous des aliments sucrés pour améliorer votre humeur ou comme récompense ?

a) Non, jamais

b) Parfois

c) Oui, fréquemment

5. Avez-vous déjà essayé de réduire votre consommation de sucre, mais sans succès ?

a) Non, jamais eu besoin d'essayer

b) Oui, mais sans grand succès

c) Oui, et j'échoue toujours

6. Avez-vous besoin de quelque chose de sucré pour bien commencer ou terminer votre journée ?

a) Non, pas du tout

b) Parfois

c) Oui, toujours

7. Vos amis ou votre famille vous ont-ils déjà fait remarquer que vous consommez beaucoup de sucre ?

a) Non, jamais

b) Parfois

c) Oui, souvent

8. Avez-vous des produits sucrés à portée de main tout au long de la journée (dans votre sac, à votre bureau, etc.) ?

a) Non, jamais

b) Parfois

c) Oui, toujours

9. Vous arrive-t-il de manger des aliments sucrés en cachette ou de mentir sur votre consommation de sucre ?

a) Non, jamais

b) Parfois

c) Oui, souvent

10. Avez-vous déjà ressenti des effets physiques négatifs après avoir consommé beaucoup de sucre (maux de tête, nausées, etc.) ?

a) Non, jamais

b) Parfois

c) Oui, souvent

Résultats :

- Majorité de réponses a : Vous semblez avoir une relation saine avec le sucre. Vous en consommez de manière modérée et contrôlée. Continuez ainsi !

- Majorité de réponses b : Vous êtes à la limite. Votre consommation de sucre est régulière mais pas encore problématique. Soyez vigilant et essayez de réduire progressivement votre consommation pour éviter que cela ne devienne une addiction.

- Majorité de réponses c : Il semble que vous soyez accro au sucre. Ne vous inquiétez pas, il existe des stratégies pour reprendre le contrôle et diminuer votre consommation. Les chapitres suivants vous fourniront des astuces pour y parvenir.

Maintenant que vous avez une meilleure idée de votre relation avec le sucre, poursuivons ensemble pour découvrir comment équilibrer tout ça et retrouver une vie plus douce, sans dépendance !

Les effets sur votre santé

Le sucre, c'est un peu comme un ami envahissant : il est toujours là quand on a besoin de réconfort, mais il peut aussi causer pas mal de problèmes. Quand on consomme trop de sucre, les effets sur notre santé peuvent être plus sérieux qu'une simple prise de poids. Voyons ensemble comment cette douceur addictive peut impacter notre corps.

Commençons par les dents. Vous vous souvenez des conseils de votre dentiste sur le brossage régulier et la limitation des bonbons ? Il avait raison ! Une consommation excessive de sucre est un terrain de jeu parfait pour les bactéries dans notre bouche, ce qui peut mener à des caries. Les boissons sucrées et les bonbons collants sont particulièrement redoutables car ils restent longtemps en contact avec les dents.

Ensuite, parlons de la balance. Le sucre contient des calories vides, c'est-à-dire qu'il apporte de l'énergie sans aucun nutriment essentiel. Une consommation régulière et excessive de sucre peut entraîner une prise de poids. Et ce n'est pas juste une question de taille de jeans : l'obésité augmente le risque de développer des maladies graves comme le diabète de type 2, les maladies cardiovasculaires et certains cancers.

Le diabète de type 2 mérite une attention particulière. Une consommation élevée de sucre provoque des pics de glucose dans le sang, obligeant le pancréas à produire plus d'insuline. À long terme, ce mécanisme peut s'épuiser et conduire à une résistance à l'insuline, un précurseur du diabète de type 2. Ce n'est pas juste une histoire de chiffres, mais une condition sérieuse qui nécessite une gestion à vie.

Le sucre n'affecte pas seulement notre corps, mais aussi notre cerveau. Vous avez probablement déjà ressenti ce coup de fouet après une barre chocolatée, suivi d'un coup de fatigue. C'est le fameux "yo-yo" glycémique. Les aliments sucrés provoquent une hausse rapide du taux de sucre dans le sang, suivie d'une chute brutale. Ces fluctuations peuvent entraîner des sautes d'humeur, de l'irritabilité et de la fatigue. À long terme, elles peuvent même contribuer à des troubles de l'humeur comme l'anxiété et la dépression.

Et le foie, dans tout ça ? Consommer beaucoup de sucre, en particulier sous forme de fructose (qu'on trouve dans les sodas et les friandises), peut surcharger notre foie. Le fructose est métabolisé directement par le foie, et en excès, il peut être transformé en graisses. Cela peut mener à une stéatose hépatique non alcoolique, une condition où des graisses s'accumulent dans le foie, perturbant son bon fonctionnement.

Le cœur n'est pas non plus épargné. Une alimentation riche en sucre augmente les niveaux de triglycérides dans le sang, un type de graisse qui peut obstruer les artères. Cela augmente le risque de maladies cardiovasculaires, y compris les crises cardiaques et les accidents vasculaires cérébraux.

Enfin, il y a l'aspect addictif du sucre. Le sucre active les mêmes centres de plaisir dans le cerveau que certaines drogues, libérant de la dopamine et nous donnant cette sensation de bien-être. C'est pourquoi nous en voulons toujours plus. Mais comme toute addiction, cela peut mener à un cercle vicieux où nous consommons toujours plus pour ressentir le même plaisir, avec des impacts négatifs sur notre santé globale.

En résumé, bien que le sucre puisse apporter du plaisir et de l'énergie rapide, ses effets à long terme sur notre santé ne sont pas à prendre à la légère. Prendre conscience de ces impacts est la première étape pour reprendre le contrôle et faire des choix plus sains.

Des conseils qui marchent !

Vous en avez assez de céder aux sirènes du sucre et de ses promesses de douceur ? Bonne nouvelle : il existe des solutions efficaces pour réduire votre consommation de sucre et retrouver un équilibre plus sain. Voici quelques astuces pratiques pour vous aider à dire adieu à cette addiction sucrée.

1. Prenez conscience de votre consommation

La première étape pour réduire votre consommation de sucre est de savoir combien vous en consommez réellement. Lisez les étiquettes des aliments et faites attention aux sucres cachés dans des produits insoupçonnés comme les sauces, les pains et les plats préparés. On s'aide évidemment dans nutricore quand il y en a un sur l'étiquette ! Sinon, il existe aujourd'hui de super applications mobiles pour scanner et analyser les produits et quelques secondes ! Notez ce que vous mangez pendant une semaine pour avoir une idée claire de votre consommation de sucre.

2. Faites des échanges intelligents

Remplacez les aliments sucrés par des alternatives plus saines. Au lieu de boire des sodas, optez pour de l'eau pétillante avec une tranche de citron ou de l'eau infusée aux fruits. Remplacez les desserts sucrés par des fruits frais, riches en fibres et en nutriments. Les fruits vous apporteront le goût sucré dont vous avez envie, mais avec bien plus de bienfaits pour la santé.

3. Réduisez progressivement

Si vous êtes habitué à consommer beaucoup de sucre, il peut être difficile de tout arrêter d'un coup. Réduisez progressivement votre consommation pour que votre corps s'habitue au changement. Par exemple, si vous mettez deux cuillères de sucre dans votre café, essayez de n'en mettre qu'une et demie, puis une seule au fil du temps. Vos papilles gustatives s'adapteront peu à peu à des niveaux de sucre plus faibles.

4. Adoptez des habitudes alimentaires régulières

Manger à des heures régulières peut vous aider à stabiliser votre taux de sucre dans le sang et à éviter les fringales. Incluez des protéines et des fibres dans chaque repas pour vous sentir rassasié plus longtemps. Les aliments riches en fibres, comme les légumes, les fruits et les grains entiers, ralentissent l'absorption du sucre et évitent les pics glycémiques.

5. Privilégiez le fait maison

Cuisiner vous-même vos repas et vos snacks vous permet de contrôler la quantité de sucre que vous consommez. Préparez des desserts maison en utilisant des alternatives au sucre raffiné, comme le miel, le sirop d'érable ou les fruits écrasés. Non seulement c'est plus sain, mais c'est aussi souvent plus savoureux ! Attention tout de même, peu importe la forme, si vous consommez ces produits qui contiennent aussi du sucre, il faut que cela reste exceptionnel et dans le but de vous faire plaisir.

6. Hydratez-vous

Parfois, les envies de sucre sont en réalité des signaux de déshydratation. Buvez beaucoup d'eau tout au long de la journée pour rester hydraté et éviter de confondre la soif avec la faim. Une bonne hydratation peut aider à réduire les fringales sucrées. En général, il est conseillé de consommer entre 1,5 et 2L d'eau par jour (en comptant l'eau contenue dans les aliments, les boissons, etc.). Evidemment cela dépend de la température, de l'activité physique et des besoins individuels.

7. Trouvez des alternatives aux récompenses sucrées

Nous avons souvent recours au sucre pour nous récompenser ou nous réconforter. Cherchez d'autres moyens de vous faire plaisir : lisez un bon livre, faites une promenade, prenez un bain relaxant ou écoutez votre musique préférée. Vous découvrirez peut-être que ces activités sont tout aussi satisfaisantes sans les calories supplémentaires. Et évidemment, ça marche aussi avec les enfants ! Les habituez tout jeunes à des comportements sains, c'est leur rendre un énorme service pour leur futur.

8. Adoptez les cheat-meals

Pour réduire votre addiction au sucre sans trop souffrir, intégrez des cheat-meals (repas de triche) à votre routine alimentaire. Plutôt que de bannir complètement les sucreries, accordez-vous un repas plaisir une à deux fois par semaine. Lors de ces cheat-meals, savourez vos desserts préférés sans culpabilité, mais optez pour des versions légèrement plus saines si possible. Le reste du temps, privilégiez une alimentation riche en fruits, légumes et protéines pour stabiliser votre glycémie et atténuer les fringales. Cette approche vous aide à maintenir un équilibre sans ressentir la frustration de la privation totale.

9. Impliquez votre entourage

Parlez de votre démarche à vos amis et à votre famille. Non seulement ils peuvent vous soutenir, mais ils pourraient aussi être inspirés à réduire leur propre consommation de sucre. Ensemble, vous pouvez partager des recettes saines et vous encourager mutuellement à rester sur la bonne voie.

10. Soyez patient et indulgent avec vous-même

Réduire sa consommation de sucre est un processus qui prend du temps. Ne vous découragez pas si vous avez des rechutes occasionnelles. L'important est de rester conscient de vos progrès et de continuer à faire des choix sains. Chaque petite victoire compte !

En suivant ces stratégies, vous pouvez progressivement réduire votre dépendance au sucre et améliorer votre santé globale.

Pour approfondir le sujet : découvrez Jessie Inchauspé

Envie de plonger plus en profondeur dans le monde du sucre et de ses mystères ? Laissez-moi vous présenter Jessie Inchauspé, une pionnière dans la compréhension des impacts du glucose sur notre corps. Elle est biochimiste de formation et se passionne pour l'éducation nutritionnelle. Jessie partage ses découvertes et conseils non seulement sur son blog et ses réseaux sociaux, mais aussi à travers des conférences captivantes où elle démystifie les effets du glucose avec un ton accessible et engageant.

Mais ce n'est pas tout ! Jessie a écrit un livre fascinant intitulé "Faites votre glucose révolution". Ce livre est une véritable mine d'or pour comprendre comment notre consommation de sucre affecte notre santé. Jessie nous y explique comment lisser les pics de glucose pour améliorer notre énergie, notre humeur et notre santé générale.

Elle propose des stratégies simples et pratiques pour transformer nos habitudes alimentaires, de la combinaison des aliments à l'ordre dans lequel les consommer. Grâce à ses conseils, vous apprendrez à profiter des plaisirs sucrés tout en gardant votre glycémie sous contrôle.

Jessie Inchauspé vous offre une nouvelle perspective sur l'alimentation et le bien-être, avec des astuces pour faire la paix avec le sucre sans vous priver. Prêts à devenir des experts en gestion du glucose ? Plongez dans "Faites votre glucose révolution" et explorez des moyens de mieux manger tout en gardant le sourire.

3. Accros au shopping

Coup de projecteur sur cette addiction

Ah, le shopping ! Qui n'aime pas dénicher la bonne affaire, trouver la paire de chaussures parfaite ou se faire plaisir avec un nouvel accessoire ? Le shopping peut être une véritable source de plaisir et de satisfaction. Mais quand cette habitude se transforme en addiction, elle peut rapidement devenir problématique. Jetons un coup d'œil à cette addiction moderne qui touche de plus en plus de gens.

Le shopping compulsif, ou oniomanie, est souvent décrit comme une envie irrépressible d'acheter des choses, même si l'on n'en a pas vraiment besoin. Ce comportement peut être déclenché par différentes émotions : le stress, l'ennui, la tristesse, ou même la joie. L'achat devient alors une réponse automatique à ces sentiments, procurant une sensation de bien-être temporaire, suivie de la culpabilité et de l'anxiété.

Prenons un exemple concret. Imaginez une journée stressante au travail. Vous sortez, vous passez devant une vitrine et voyez cette veste qui semble vous appeler. Vous l'achetez, vous vous sentez mieux instantanément, mais une fois rentré chez vous, vous réalisez que ce n'était ni nécessaire ni raisonnable pour votre budget. Et pourtant, ce scénario se répète régulièrement.

Les statistiques montrent que le shopping compulsif touche environ 5 à 8 % de la population, avec une prévalence plus élevée chez les femmes. Cependant, les hommes ne sont pas épargnés, surtout avec l'essor du shopping en ligne qui rend les achats impulsifs encore plus faciles et accessibles. La pandémie de COVID-19 a également contribué à l'augmentation de ce comportement, beaucoup de gens utilisant les achats en ligne comme une échappatoire à l'ennui et à l'anxiété.

Mais comment savoir si vous êtes accro au shopping ? Voici quelques signes révélateurs :

- Vous achetez régulièrement des choses dont vous n'avez pas besoin et que vous n'utilisez jamais.

- Vous ressentez une excitation intense ou un soulagement émotionnel en achetant quelque chose.

- Vous avez des difficultés à résister à l'envie d'acheter, même lorsque vous savez que ce n'est pas raisonnable financièrement.

- Vos achats vous mettent souvent dans une situation financière délicate.

- Vous avez tendance à cacher vos achats ou à mentir sur ce que vous avez acheté.

- Vous ressentez de la culpabilité ou de l'anxiété après avoir fait des achats.

Le shopping compulsif peut avoir des conséquences sérieuses sur votre vie financière, mais aussi sur vos relations personnelles et votre bien-être mental.

Cependant, il est possible de reprendre le contrôle et de transformer votre relation avec le shopping en une activité plus saine et agréable. Reconnaître que vous avez un problème est la première étape. Ensuite, il existe des stratégies et des solutions pour vous aider à gérer vos envies d'achats impulsifs.

Dans les chapitres suivants, nous explorerons des conseils pratiques pour réduire vos achats compulsifs et retrouver une relation plus équilibrée avec le shopping. Vous découvrirez des techniques pour gérer vos émotions sans recourir aux achats, des astuces pour planifier et contrôler vos dépenses, et des moyens de retrouver la satisfaction et le plaisir dans des activités non matérielles.

Anecdote : le panier qui déborde

Alors, l'autre jour, je me balade dans les magasins, bien décidée à acheter juste un petit haut sympa. Mais voilà, en un clin d'œil, je me retrouve avec un panier plein à craquer ! C'est incroyable comment une simple virée shopping peut se transformer en véritable frénésie d'achats. On commence avec une intention innocente, et puis une promo par-ci, un truc mignon par-là, et avant même de s'en rendre compte, on a fait chauffer la carte.

Le shopping, c'est un peu comme une chasse au trésor. Chaque rayon est une nouvelle aventure, et chaque article une découverte excitante. Mais cette excitation, c'est aussi ce qui fait qu'on se retrouve avec des trucs dont on n'avait pas vraiment besoin. C'est tellement facile de se laisser emporter par l'euphorie du moment !

Et le pire, c'est que tout est pensé pour nous pousser à acheter. Les lumières, la musique, les promotions bien placées… tout est fait pour nous séduire. C'est un vrai festival de tentations !

Alors, la prochaine fois que vous vous baladez dans les magasins ou que vous remplissez votre panier en ligne, rappelez-vous de cette petite anecdote. Le shopping, c'est sympa, mais ne vous laissez pas hypnotiser par l'envie de tout acheter. Gardez la tête froide et demandez-vous si vous en avez vraiment besoin. Votre porte-monnaie vous dira merci, et votre placard aussi !

C'est décidé, moi, je vais pratiquer le shopping raisonné. Et vous, prêts à dompter vos envies de dépenses ? Allez, faites de votre panier un allié, pas un ennemi !

Questionnaire "êtes-vous concerné par cette addiction ?"

Vous vous demandez si votre amour pour le shopping a dépassé la ligne de l'innocente passion pour devenir une véritable addiction ? Voici un petit questionnaire pour vous aider à y voir plus clair. Répondez honnêtement et voyez où vous en êtes. Prêt ? C'est parti !

1. À quelle fréquence faites-vous des achats non planifiés ?

a) Rarement, seulement pour des besoins spécifiques

b) Parfois, quand quelque chose attire mon attention

c) Souvent, dès que je vois quelque chose qui me plaît

2. Ressentez-vous une excitation intense ou un soulagement émotionnel en faisant des achats ?

a) Non, jamais

b) Parfois

c) Oui, souvent

3. Achetez-vous des articles dont vous n'avez pas vraiment besoin ou que vous n'utilisez jamais ?

a) Non, jamais

b) Parfois

c) Oui, souvent

4. Avez-vous des difficultés à résister à l'envie d'acheter, même si cela impacte votre budget ?

a) Non, jamais

b) Parfois

c) Oui, souvent

5. Vos achats vous mettent-ils souvent dans une situation financière délicate ?

a) Non, jamais

b) Parfois

c) Oui, souvent

6. Cachez-vous vos achats ou mentez-vous sur ce que vous avez acheté ?

a) Non, jamais

b) Parfois

c) Oui, souvent

7. Ressentez-vous de la culpabilité ou de l'anxiété après avoir fait des achats ?

a) Non, jamais

b) Parfois

c) Oui, souvent

8. Utilisez-vous le shopping comme moyen de gérer des émotions négatives (stress, tristesse, ennui) ?

a) Non, jamais

b) Parfois

c) Oui, souvent

9. Avez-vous déjà essayé de réduire vos achats impulsifs, mais sans succès ?

a) Non, jamais eu besoin d'essayer

b) Oui, mais sans grand succès

c) Oui, et j'échoue toujours

10. Vos amis ou votre famille vous ont-ils déjà fait remarquer que vous faites trop de shopping ?

a) Non, jamais

b) Parfois

c) Oui, souvent

Résultats :

Majorité de réponses a : Félicitations ! Vous avez une relation saine avec le shopping. Vous achetez de manière réfléchie et contrôlée. Continuez ainsi !

Majorité de réponses b : Vous êtes à la limite. Votre consommation de shopping est régulière, mais pas encore problématique. Soyez vigilant et essayez de réduire progressivement vos achats impulsifs pour éviter que cela ne devienne une addiction.

Majorité de réponses c : Oups, il semble que vous soyez accro au shopping. Pas de panique, il existe des stratégies pour reprendre le contrôle et diminuer vos achats compulsifs. Les chapitres suivants vous fourniront des astuces pour y parvenir.

Maintenant que vous avez une meilleure idée de votre relation avec le shopping, poursuivons ensemble pour découvrir comment équilibrer tout ça et retrouver une vie plus sereine et financièrement stable !

Les effets sur votre santé

Le shopping peut sembler être une activité inoffensive, voire agréable. Pourtant, lorsque cela devient une addiction, les conséquences sur votre santé peuvent être significatives. Regardons de plus près comment cette habitude peut impacter à la fois votre bien-être physique et mental.

Faire du shopping peut procurer une sensation de bien-être temporaire, mais cette euphorie est souvent suivie de sentiments de culpabilité et d'anxiété. Lorsque vous réalisez que vous avez dépensé plus que ce que vous pouviez vous permettre, le stress peut s'installer. Ce cycle de plaisir instantané suivi de stress intense peut avoir des effets négatifs sur votre santé mentale, augmentant les niveaux d'anxiété et perturbant votre tranquillité d'esprit.

L'addiction au shopping peut également mener à des sentiments de dépression. Les achats impulsifs peuvent créer un faux sentiment de bonheur, mais lorsque la réalité financière frappe, elle peut vous laisser un sentiment de vide et de désespoir. De plus, l'endettement et les conflits financiers peuvent aggraver ces sentiments, créant un cercle vicieux difficile à briser.

L'inquiétude constante au sujet des finances peut entraîner des troubles du sommeil. Vous pourriez vous retrouver à passer des nuits blanches à vous soucier de vos dettes ou à chercher des moyens de les rembourser. Le manque de sommeil peut à son tour affecter votre santé globale, diminuant votre capacité à vous concentrer et à prendre des décisions rationnelles.

Les effets du shopping compulsif ne se limitent pas à votre santé mentale. Ils peuvent également affecter vos relations avec vos proches. Les disputes sur les finances sont une cause fréquente de stress dans les relations. Si votre partenaire ou votre famille découvre que vous avez caché des achats ou des dettes, cela peut mener à des conflits et à une perte de confiance. Ces tensions peuvent aggraver encore plus votre état mental, créant un environnement émotionnel toxique.

Bien que les impacts physiques du shopping compulsif soient moins évidents, ils existent néanmoins. Le stress et l'anxiété chroniques peuvent affaiblir votre système immunitaire, vous rendant plus vulnérable aux maladies. De plus, si vous passez beaucoup de temps à faire du shopping en ligne ou à parcourir les magasins, cela peut entraîner une sédentarité accrue, contribuant à des problèmes de santé tels que l'obésité ou des douleurs musculaires et articulaires.

Le shopping compulsif entraîne souvent des dettes importantes, ce qui peut avoir des conséquences à long terme sur votre santé financière. Vivre constamment dans l'incertitude financière peut ajouter une pression énorme sur votre bien-être général. Les dettes non gérées peuvent mener à des actions en justice, à des problèmes de crédit et à une incapacité à obtenir des prêts pour des achats importants comme une maison ou une voiture.

En somme, bien que le shopping puisse sembler être une solution rapide pour améliorer votre humeur, ses effets à long terme sur votre santé physique et mentale peuvent être dévastateurs. Il est crucial de reconnaître ces signes et de prendre des mesures pour reprendre le contrôle avant que cette habitude n'endommage sérieusement votre vie.

Des conseils qui marchent !

Vous en avez assez de voir votre compte en banque fondre comme neige au soleil à cause de vos achats compulsifs ? Pas de panique, il existe des solutions efficaces pour reprendre le contrôle de vos finances et de votre bien-être. Voici quelques astuces pour vous aider à réduire vos envies de shopping et à adopter des habitudes plus saines.

1. Identifiez vos déclencheurs

La première étape pour maîtriser votre addiction au shopping est de comprendre ce qui la déclenche. Est-ce le stress, l'ennui, la tristesse, ou même la joie ? Tenez un journal de vos émotions et de vos achats pour repérer les patterns. Une fois que vous avez identifié vos déclencheurs, vous pouvez chercher des moyens plus sains de gérer ces émotions, comme la méditation, le sport ou parler à un ami.

2. Fixez-vous des limites

Définissez un budget mensuel pour vos dépenses non essentielles et respectez-le. Utilisez des applications de gestion financière pour suivre vos achats et rester dans les limites que vous vous êtes fixées. Vous pouvez également vous fixer une règle simple : attendre 24 heures avant d'acheter quelque chose d'impulsif. Souvent, cette pause vous permettra de réfléchir et de réaliser que l'achat n'est pas nécessaire.

3. Évitez les tentations

Si vous savez que les visites fréquentes aux centres commerciaux ou les navigations interminables sur les sites de shopping en ligne sont vos points faibles, essayez de les éviter. Désabonnez-vous des newsletters de vos boutiques préférées et supprimez les applications de shopping de votre téléphone. Remplissez votre temps libre avec des activités qui ne sont pas liées aux achats, comme la lecture, le jardinage ou le sport.

4. Pratiquez la gratitude

Souvent, le shopping compulsif est une tentative de combler un vide émotionnel. Prenez le temps chaque jour de noter trois choses pour lesquelles vous êtes reconnaissant. Cela peut vous aider à vous recentrer sur ce que vous avez déjà et à réduire l'envie d'acheter de nouvelles choses pour vous sentir mieux.

5. Optez pour des alternatives non matérielles

Cherchez des façons de vous faire plaisir sans passer par les achats. Offrez-vous des expériences plutôt que des objets : un dîner dans un bon restaurant, une sortie au cinéma, un week-end en nature, ou un cours de cuisine. Ces moments créent des souvenirs durables et enrichissants, sans encombrer votre espace de nouveaux objets.

6. Transformez le shopping en récompense

Au lieu d'utiliser le shopping comme un exutoire pour chaque émotion, transformez-le en une récompense occasionnelle. Par exemple, si vous avez atteint un objectif personnel ou professionnel, accordez-vous un achat spécial. Cela rendra chaque achat plus significatif et réduira les achats impulsifs.

7. Impliquez votre entourage

Parlez de votre objectif de réduire vos achats compulsifs à vos amis et à votre famille. Leur soutien peut être précieux et ils peuvent vous aider à rester sur la bonne voie. Vous pouvez même trouver un partenaire avec qui partager vos progrès et vos défis, et vous encourager mutuellement à adopter des habitudes plus saines.

8. Recherchez de l'aide professionnelle

Si vous trouvez que vos efforts ne suffisent pas et que votre addiction au shopping a un impact sérieux sur votre vie, n'hésitez pas à rechercher de l'aide professionnelle. Un thérapeute peut vous aider à explorer les causes profondes de votre comportement et à développer des stratégies pour y faire face.

En suivant ces stratégies, vous pouvez reprendre le contrôle de vos finances et de votre bien-être. Le chemin vers une relation plus saine avec le shopping peut être long, mais chaque petit pas compte.

Pour approfondir le sujet : découvrez Marie Halfon

Si vous cherchez à explorer davantage l'univers des comportements d'achat et à revoir votre relation avec la consommation, laissez-moi vous parler de Marie Halfon, une experte en psychologie du consommateur. Marie s'intéresse depuis longtemps à la manière dont nos habitudes d'achat influencent notre bien-être mental et émotionnel. Elle anime des ateliers et des conférences où elle décompose les mécanismes psychologiques derrière nos pulsions d'achat, et elle est une fervente adepte du minimalisme.

Son livre, "Slow Shopping Thérapie : Consommez moins, vous irez mieux", est une révélation pour ceux qui souhaitent se libérer de la frénésie consumériste. Marie y explore comment adopter une approche plus consciente et apaisée de la consommation peut non seulement alléger nos portefeuilles, mais aussi enrichir notre vie quotidienne.

Elle propose des techniques pour réduire les achats impulsifs, comprendre nos véritables besoins, et apprécier la valeur des objets que nous possédons déjà. Avec son approche pratique et bienveillante, elle nous guide vers une consommation plus équilibrée et épanouissante.

Alors, prêts à transformer votre manière de consommer ? Plongez dans "Slow Shopping Thérapie" et découvrez comment consommer moins peut vous faire sentir mieux, tant sur le plan matériel qu'émotionnel.

4. Accros aux jeux vidéo

Coup de projecteur sur cette addiction

Les jeux vidéo, c'est fantastique, non ? Ils nous transportent dans des mondes imaginaires, nous permettent de devenir des héros, des explorateurs, et même des sportifs de haut niveau, tout cela sans quitter le confort de notre canapé. Mais à quel moment le jeu devient-il plus qu'un simple divertissement et se transforme-t-il en addiction ?

L'addiction aux jeux vidéo, c'est quand le plaisir de jouer dépasse les limites et commence à impacter négativement votre vie quotidienne. Vous passez de plus en plus de temps à jouer, négligeant vos responsabilités, votre santé et même vos relations. Le jeu devient alors une échappatoire constante à la réalité, une quête de récompenses numériques qui remplace les satisfactions du monde réel.

Prenons un exemple concret. Imaginez un étudiant qui, au lieu de préparer ses examens, passe ses nuits à jouer en ligne avec ses amis. Les heures défilent, il repousse sans cesse le moment d'aller se coucher, et le lendemain, il est trop fatigué pour se concentrer en classe. Ses notes commencent à chuter, il évite les interactions sociales en dehors du jeu, et son humeur devient de plus en plus instable.

Les statistiques montrent que cette situation n'est pas rare. Selon une étude récente, environ 3 à 4 % des joueurs réguliers développent une dépendance aux jeux vidéo. Et ce n'est pas seulement un problème pour les jeunes ; de nombreux adultes sont également concernés. Avec l'essor des jeux en ligne, accessibles à tout moment grâce aux smartphones et aux ordinateurs, il est plus facile que jamais de tomber dans le piège.

Mais pourquoi les jeux vidéo sont-ils si addictifs ? Tout d'abord, ils sont conçus pour être engageants. Les développeurs utilisent des mécanismes de récompense qui stimulent notre cerveau. Chaque victoire, chaque niveau franchi, chaque récompense obtenue nous incite à continuer à jouer. De plus, les jeux en ligne offrent une dimension sociale qui peut être extrêmement attrayante, surtout si on se sent isolé dans la vie réelle.

Les signes de l'addiction aux jeux vidéo peuvent varier, mais certains sont assez révélateurs :

- Vous passez beaucoup plus de temps à jouer que prévu.

- Vous ressentez une forte envie de jouer dès que vous arrêtez.

- Vous négligez vos obligations scolaires, professionnelles ou familiales pour jouer.

- Vous continuez à jouer malgré les conséquences négatives sur votre vie.

- Vous mentez à vos proches sur le temps que vous passez à jouer.

- Vous ressentez de l'irritabilité ou de l'anxiété lorsque vous ne pouvez pas jouer.

L'addiction aux jeux vidéo peut avoir des conséquences sérieuses sur votre santé mentale et physique. Mais tout n'est pas perdu ! Il est possible de reprendre le contrôle de votre vie et de profiter des jeux vidéo de manière saine et équilibrée. Dans les chapitres suivants, nous explorerons des stratégies pour réduire le temps de jeu, retrouver un équilibre et faire en sorte que le jeu reste un loisir agréable plutôt qu'une dépendance.

Anecdote : le frisson de la victoire

L'autre jour, je jouais à ce jeu super difficile, vous savez, de ceux qui vous font rager, mais dont vous ne pouvez pas vous détacher. Et là, ça m'a frappée : plus le jeu est dur, plus la victoire est jouissive. En fait, ce phénomène est bien connu dans le monde des jeux vidéo. Les concepteurs créent des défis de plus en plus coriaces, car chaque victoire, arrachée à la sueur de nos pouces, libère une immense satisfaction. C'est ce frisson de la victoire, ce petit moment de gloire après des heures de frustration, qui nous pousse à revenir encore et encore. Rien de tel que de surmonter un défi monstrueux pour ressentir cette vague de triomphe, non ? C'est intéressant d'en prendre conscience pour mieux comprendre la tempête d'émotions provoquée par ces jeux. Alors, la prochaine fois que vous êtes sur le point de lancer la manette contre le mur, rappelez-vous que ce sentiment de victoire n'en sera que plus savoureux !

Questionnaire "êtes-vous concerné par cette addiction ?"

Vous vous demandez si votre passion pour les jeux vidéo est en train de devenir une addiction ? Voici un petit questionnaire pour vous aider à y voir plus clair. Répondez honnêtement et voyez où vous en êtes. Prêt ? C'est parti !

1. Combien de temps passez-vous à jouer aux jeux vidéo chaque jour ?

a) Moins d'une heure

b) Entre une et trois heures

c) Plus de trois heures

2. Ressentez-vous une forte envie de jouer dès que vous avez un moment libre ?

a) Non, pas vraiment

b) Parfois

c) Oui, souvent

3. Avez-vous déjà négligé des obligations (scolaires, professionnelles, familiales) à cause du jeu ?

a) Non, jamais

b) Parfois

c) Oui, fréquemment

4. Ressentez-vous de l'irritabilité ou de l'anxiété lorsque vous ne pouvez pas jouer ?

a) Non, jamais

b) Parfois

c) Oui, souvent

5. Est-ce que jouer aux jeux vidéo impacte votre sommeil (coucher tard, insomnie) ?

a) Non, jamais

b) Parfois

c) Oui, souvent

6. Utilisez-vous les jeux vidéo pour échapper à des problèmes personnels ou à des émotions négatives ?

a) Non, jamais

b) Parfois

c) Oui, souvent

7. Avez-vous déjà menti à vos proches sur le temps que vous passez à jouer ?

a) Non, jamais

b) Parfois

c) Oui, souvent

8. Avez-vous essayé de réduire votre temps de jeu sans succès ?

a) Non, jamais eu besoin d'essayer

b) Oui, mais sans grand succès

c) Oui, et j'échoue toujours

9. Vos amis ou votre famille vous ont-ils déjà fait remarquer que vous jouez trop ?

a) Non, jamais

b) Parfois

c) Oui, souvent

10. Ressentez-vous un besoin constant de jouer pour atteindre des objectifs dans le jeu (niveaux, récompenses) ?

a) Non, jamais

b) Parfois

c) Oui, souvent

Résultats :

Majorité de réponses a : Vous semblez avoir une relation saine avec les jeux vidéo. Vous jouez de manière modérée et contrôlée. Continuez ainsi !

Majorité de réponses b : Vous êtes à la limite. Votre utilisation des jeux vidéo est régulière mais pas encore problématique. Soyez vigilant et essayez de réduire progressivement votre temps de jeu pour éviter que cela ne devienne une addiction.

Majorité de réponses c : Il semble que vous soyez accro aux jeux vidéo. Pas de panique, il existe des stratégies pour reprendre le contrôle et diminuer votre temps de jeu. Les chapitres suivants vous fourniront des astuces pour y parvenir.

Maintenant que vous avez une meilleure idée de votre relation avec les jeux vidéo, poursuivons ensemble pour découvrir comment équilibrer tout ça et retrouver une vie plus sereine et équilibrée !

Les effets sur votre santé

Les jeux vidéo peuvent être incroyablement divertissants et immersifs, mais lorsqu'ils deviennent une addiction, ils peuvent avoir des conséquences sérieuses sur votre santé, tant physique que mentale. Regardons de plus près comment cette passion peut affecter différents aspects de votre bien-être.

Passer des nuits blanches à jouer peut perturber gravement votre rythme de sommeil. Le manque de sommeil ne se contente pas de vous fatiguer le lendemain ; il peut également diminuer votre capacité à vous concentrer, affecter votre mémoire et altérer votre humeur. De plus, les lumières bleues des écrans peuvent inhiber la production de mélatonine, l'hormone qui régule le sommeil, rendant encore plus difficile l'endormissement.

Passer de longues heures devant un écran peut entraîner une fatigue oculaire, également connue sous le nom de syndrome de vision informatique. Les symptômes incluent des yeux secs, des maux de tête, une vision floue et des douleurs au cou et aux épaules.

L'un des aspects les plus préoccupants de l'addiction aux jeux vidéo est la sédentarité. Passer de longues heures assis peut entraîner une prise de poids et augmenter le risque de maladies liées à l'inactivité physique, comme le diabète de type 2, les maladies cardiovasculaires et certains cancers. De plus, le grignotage pendant le jeu peut conduire à une consommation excessive de calories et de malbouffe.

Rester assis pendant de longues périodes, souvent dans des positions inadaptées, peut causer des douleurs chroniques au dos, au cou et aux poignets. Les troubles musculo-squelettiques, comme le syndrome du canal carpien, sont fréquents chez les joueurs intensifs. Il est important de faire des pauses régulières pour s'étirer et bouger afin de prévenir ces douleurs.

L'addiction aux jeux vidéo peut également avoir des effets néfastes sur votre santé mentale. Les joueurs excessifs peuvent éprouver des sentiments d'anxiété, de dépression et d'isolement social. Le besoin constant de jouer et de réussir dans le jeu peut entraîner une frustration et une irritabilité accrues lorsque les résultats escomptés ne sont pas atteints.

Passer trop de temps à jouer peut affecter vos relations avec vos amis et votre famille. Vous pouvez devenir isolé, préférant les interactions en ligne aux interactions réelles. Cette isolement peut aggraver les sentiments de solitude et de dépression, créant un cercle vicieux difficile à briser.

Pour les étudiants et les professionnels, l'addiction aux jeux vidéo peut entraîner une baisse des performances scolaires et professionnelles. Les heures passées à jouer peuvent empiéter sur le temps consacré aux études ou au travail, entraînant des retards, des absences et une baisse de la productivité.

Lorsque le jeu prend le dessus, il est facile de négliger une alimentation équilibrée. Les repas rapides et les snacks peu nutritifs deviennent la norme, ce qui peut entraîner des carences nutritionnelles et affecter votre énergie et votre bien-être général.

En résumé, bien que les jeux vidéo puissent offrir un divertissement incroyable, ils peuvent aussi avoir des effets négatifs sur votre santé lorsqu'ils sont utilisés de manière excessive. Prendre conscience de ces impacts est la première étape pour trouver un équilibre sain entre le jeu et les autres aspects de votre vie.

Des conseils qui marchent !

Vous vous rendez compte que votre passion pour les jeux vidéo prend un peu trop de place dans votre vie ? Pas de panique, il existe des solutions efficaces pour retrouver un équilibre sain. Voici quelques astuces pour vous aider à réduire votre temps de jeu tout en continuant à profiter de vos jeux préférés.

1. Fixez des limites de temps

La première étape pour réduire votre temps de jeu est de vous fixer des limites claires. Utilisez des minuteurs ou des applications de gestion du temps pour vous aider à respecter ces limites. Par exemple, décidez de ne jouer qu'une heure par jour ou de ne jouer qu'après avoir terminé vos tâches quotidiennes. Respecter ces limites peut être difficile au début, mais cela deviendra plus facile avec le temps.

2. Créez un emploi du temps

Planifiez vos sessions de jeu de la même manière que vous planifiez vos autres activités. En créant un emploi du temps, vous pouvez vous assurer que le jeu ne prend pas le dessus sur d'autres aspects importants de votre vie. Incluez des plages horaires dédiées à l'exercice, aux devoirs, au travail et aux sorties avec des amis. Un emploi du temps bien équilibré vous aidera à profiter des jeux vidéo sans négliger vos autres responsabilités.

3. Prenez des pauses régulières

Lorsque vous jouez, n'oubliez pas de faire des pauses régulières. Suivez la règle du 20-20-20 : toutes les 20 minutes, faites une pause de 20 secondes et regardez quelque chose à 20 pieds (environ 6 mètres) de distance. Cela permet de réduire la fatigue oculaire et de vous rappeler de bouger un peu. Profitez de ces pauses pour vous étirer, boire de l'eau ou marcher un peu.

4. Fixez-vous des objectifs

Fixez-vous des objectifs clairs pour chaque session de jeu. Au lieu de jouer sans but précis, déterminez ce que vous voulez accomplir. Cela peut être de terminer une mission spécifique, d'atteindre un certain niveau ou de jouer pendant un temps déterminé. Fixer des objectifs vous aide à jouer de manière plus structurée et à éviter de vous perdre dans des sessions de jeu interminables.

5. Trouvez des alternatives

Cherchez des activités alternatives qui vous apportent autant de plaisir que les jeux vidéo. Cela peut être un sport, un hobby créatif, la lecture, ou même des sorties avec des amis. Plus vous remplissez votre emploi du temps avec des activités variées, moins vous ressentirez le besoin de jouer aux jeux vidéo pour combler votre temps libre.

6. Désactivez les notifications

Les notifications des jeux peuvent être une source constante de tentation. Désactivez les notifications sur votre téléphone et votre ordinateur pour éviter d'être distrait. Vous serez moins tenté de retourner au jeu si vous ne recevez pas de rappels constants.

7. Évitez les achats intégrés

Les jeux vidéo avec des achats intégrés peuvent facilement devenir une source de dépenses excessives et prolonger votre temps de jeu. Essayez de jouer à des jeux qui n'ont pas de microtransactions ou limitez strictement votre budget pour ces achats. Cela peut aussi aider à réduire votre envie de continuer à jouer pour obtenir des récompenses payantes.

8. Cherchez de l'aide professionnelle

Si vous trouvez que vos efforts ne suffisent pas et que votre addiction aux jeux vidéo a un impact sérieux sur votre vie, n'hésitez pas à rechercher de l'aide professionnelle. Un thérapeute peut vous aider à explorer les causes profondes de votre comportement et à développer des stratégies pour y faire face.

En suivant ces stratégies, vous pouvez retrouver un usage plus équilibré des jeux vidéo et profiter pleinement de votre temps libre sans en devenir esclave. Prêt à relever le défi et à reprendre le contrôle ? C'est parti pour une vie plus équilibrée et épanouissante !

Pour approfondir le sujet : découvrez Cookie Kalkair

Si vous êtes intrigués par l'impact des jeux vidéo sur nos jeunes, laissez-moi vous présenter Cookie Kalkair. Illustrateur et auteur, Cookie a une perspective unique sur l'univers des jeux vidéo, qu'il partage à travers ses bandes dessinées et ses conférences. Passionné par la manière dont les jeux influencent la vie des enfants, il aborde le sujet avec humour et une sensibilité aiguisée.

Dans son livre "Les jeux vidéo et nos enfants", Cookie nous plonge dans le monde des gamers en herbe, en explorant les effets des jeux sur leur développement, leur éducation et leur vie sociale. Il démystifie les peurs souvent associées aux jeux vidéo tout en fournissant des conseils pratiques pour les parents. Ce livre est une mine d'informations pour comprendre comment les jeux peuvent être à la fois une source de plaisir et un défi pour l'éducation de nos enfants.

Avec son style accessible et ses illustrations, Cookie Kalkair rend la lecture aussi captivante qu'informative. Si vous cherchez à mieux comprendre l'équilibre entre jeux vidéo et vie quotidienne, plongez dans "Les jeux vidéo et nos enfants". Vous découvrirez des perspectives enrichissantes pour accompagner vos enfants dans leur passion vidéoludique tout en favorisant un usage sain et équilibré.

5. Accros au travail

Coup de projecteur sur cette addiction

Le travail, c'est super important, on est tous d'accord. Mais quand il prend toute la place, au point de devenir une obsession, on parle alors de workaholisme. Cette addiction au travail peut sembler valorisée dans notre société, mais elle cache souvent des problèmes profonds et peut avoir des conséquences sérieuses sur notre santé et notre bien-être.

Le workaholisme, ou addiction au travail, se manifeste par un besoin incontrôlable de travailler de manière excessive. Les workaholiques ressentent souvent une pression interne intense pour réussir et accomplir leurs tâches, au point de négliger leur vie personnelle, leurs relations et même leur santé. Cette obsession peut être motivée par un désir de perfection, de reconnaissance, ou par la peur de l'échec.

Prenons l'exemple de Julien, un cadre dynamique dans une entreprise de marketing. Julien adore son travail et y consacre plus de 50 heures par semaine. Il arrive tôt, repart tard, et passe même ses week-ends à vérifier ses e-mails et à préparer des présentations. Au début, il était fier de son dévouement et de ses succès professionnels, mais il a vite commencé à se sentir épuisé, stressé et déconnecté de sa famille et de ses amis. Julien a réalisé qu'il était devenu accro au travail quand il a commencé à avoir des problèmes de sommeil et à ressentir une fatigue constante.

Les statistiques montrent que le workaholisme touche de plus en plus de personnes. Selon une étude, environ 10 % des travailleurs pourraient être considérés comme des workaholiques. Ce phénomène est particulièrement courant dans les cultures où la réussite professionnelle et la productivité sont fortement valorisées. Les avancées technologiques n'aident pas, car elles permettent de rester connecté et de travailler à toute heure du jour et de la nuit.

Mais pourquoi devient-on accro au travail ? Plusieurs facteurs peuvent expliquer cette addiction. D'une part, il y a la pression sociale et culturelle qui valorise le travail acharné et la réussite. D'autre part, le travail peut devenir une échappatoire pour éviter de faire face à des problèmes personnels ou émotionnels. Pour certains, le travail procure un sentiment de contrôle et de compétence, des éléments qui peuvent manquer dans d'autres aspects de leur vie.

Les signes du workaholisme peuvent varier, mais voici quelques indicateurs clés :

- Vous travaillez régulièrement plus de 50 heures par semaine.

- Vous ressentez une forte culpabilité ou de l'anxiété lorsque vous ne travaillez pas.

- Vous avez des difficultés à vous détendre et à profiter de votre temps libre.

- Vous négligez vos relations personnelles et vos activités sociales à cause du travail.

- Vous utilisez le travail comme un moyen d'éviter des problèmes personnels ou des émotions négatives.

- Vous avez des problèmes de santé liés au stress, comme des maux de tête, des troubles du sommeil ou des douleurs chroniques.

Le workaholisme peut avoir des conséquences graves sur votre santé physique et mentale. Heureusement, il est possible de surmonter le workaholisme et de retrouver un équilibre sain entre vie professionnelle et vie personnelle. Dans les chapitres suivants, nous explorerons des stratégies pour réduire votre temps de travail, gérer le stress et profiter davantage de la vie en dehors du bureau.

Anecdote : la culture du travail

En papotant avec un collègue qui a bossé en Asie, il m'a raconté un truc dingue sur la culture du travail là-bas. Dans certains pays asiatiques, comme le Japon ou la Corée du Sud, la pression au boulot est tellement intense que c'en est devenu un vrai mode de vie. Les employés passent des heures interminables au bureau, souvent bien au-delà de ce qui est raisonnable. Cette dévotion au travail est parfois appelée "karōshi" au Japon, ce qui signifie littéralement "mort par excès de travail".

Imaginez : rester au bureau jusqu'à ce que le patron parte, travailler les week-ends sans broncher, tout ça pour montrer son engagement. Ce niveau de pression pousse à donner le maximum, souvent au détriment de la santé et de la vie personnelle. Le stress est énorme, et la frontière entre la vie professionnelle et la vie personnelle devient floue, voire inexistante.

C'est fascinant et effrayant à la fois de voir à quel point la culture du travail peut varier et combien la quête de performance peut transformer nos habitudes et nos vies. C'est un sacré défi de trouver un équilibre, mais c'est aussi un rappel de l'importance de prendre soin de soi, même quand la pression monte.

Questionnaire "êtes-vous concerné par cette addiction ?"

Vous vous demandez si votre dévouement au travail a franchi la ligne de la simple ambition pour devenir une véritable addiction ? Voici un petit questionnaire pour vous aider à y voir plus clair. Répondez honnêtement et voyez où vous en êtes. Prêt ? C'est parti !

1. Combien de temps passez-vous à travailler chaque semaine ?

   a) Moins de 40 heures

   b) Entre 40 et 50 heures

   c) Plus de 50 heures

2. Ressentez-vous de l'anxiété ou de la culpabilité lorsque vous ne travaillez pas ?

   a) Non, pas du tout

   b) Parfois

   c) Oui, souvent

3. Avez-vous du mal à vous détendre et à profiter de votre temps libre sans penser au travail ?

   a) Non, jamais

   b) Parfois

   c) Oui, fréquemment

4. Avez-vous déjà négligé des obligations familiales ou sociales à cause du travail ?

a) Non, jamais

b) Parfois

c) Oui, souvent

5. Utilisez-vous le travail pour éviter des problèmes personnels ou des émotions négatives ?

a) Non, jamais

b) Parfois

c) Oui, souvent

6. Vos amis ou votre famille vous ont-ils déjà fait remarquer que vous travaillez trop ?

a) Non, jamais

b) Parfois

c) Oui, souvent

7. Travaillez-vous pendant vos jours de congé ou vos vacances ?

a) Non, jamais

b) Parfois

c) Oui, souvent

8. Avez-vous des problèmes de santé liés au stress, comme des maux de tête, des troubles du sommeil ou des douleurs chroniques ?

a) Non, jamais

b) Parfois

c) Oui, souvent

9. Vous sentez-vous souvent épuisé, même après une nuit de sommeil ?

a) Non, jamais

b) Parfois

c) Oui, souvent

10. Trouvez-vous difficile de refuser des tâches supplémentaires ou de dire non au travail ?

a) Non, jamais

b) Parfois

c) Oui, souvent

Résultats :

Majorité de réponses a : Vous semblez avoir une relation saine avec le travail. Vous travaillez de manière équilibrée et contrôlée. Continuez ainsi !

Majorité de réponses b : Vous êtes à la limite. Votre consommation de temps et d'énergie pour le travail est régulière mais pas encore problématique. Soyez vigilant et essayez de réduire progressivement votre temps de travail pour éviter que cela ne devienne une addiction.

Majorité de réponses c : Il semble que vous soyez accro au travail. Pas de panique, il existe des stratégies pour reprendre le contrôle et réduire votre temps de travail. Les chapitres suivants vous fourniront des astuces pour y parvenir.

Maintenant que vous avez une meilleure idée de votre relation avec le travail, poursuivons ensemble pour découvrir comment équilibrer tout ça et retrouver une vie plus sereine et équilibrée !

Les effets sur votre santé

Le travail acharné est souvent valorisé, mais lorsqu'il devient excessif, il peut avoir des conséquences sérieuses sur votre santé. Le workaholisme n'est pas juste un terme à la mode, c'est une réalité qui peut affecter plusieurs aspects de votre bien-être. Voyons ensemble les effets de cette addiction sur votre santé.

Le stress est l'un des effets les plus évidents du workaholisme. Travailler de longues heures, avec des échéances serrées et des attentes élevées, peut provoquer un stress chronique. Ce stress constant peut conduire à des problèmes de santé comme l'hypertension, les maladies cardiaques et les troubles digestifs. De plus, il peut affaiblir votre système immunitaire, vous rendant plus vulnérable aux infections.

Passer de longues heures à travailler, souvent tard dans la nuit, peut perturber votre rythme de sommeil. Le manque de sommeil ne se contente pas de vous rendre fatigué le lendemain ; il affecte également votre capacité à vous concentrer, à prendre des décisions et à réguler vos émotions. Le sommeil insuffisant est aussi lié à une augmentation du risque de diabète de type 2, d'obésité et de dépression.

L'épuisement professionnel, également connu sous le nom de burnout, est un effet courant du workaholisme. Travailler sans pause adéquate peut entraîner une fatigue physique et mentale intense, réduisant votre efficacité et votre motivation. L'épuisement peut aussi entraîner des sentiments de cynisme et de détachement par rapport à votre travail, ainsi qu'une diminution de votre satisfaction professionnelle.

Passer de longues heures assis devant un ordinateur ou debout dans une position fixe peut provoquer des douleurs chroniques au dos, au cou et aux épaules. Une mauvaise posture et l'absence d'exercice régulier aggravent ces problèmes. Il est crucial de prendre des pauses régulières pour s'étirer et bouger afin de prévenir ces douleurs.

Le workaholisme peut avoir des effets dévastateurs sur votre santé mentale. L'anxiété et la dépression sont courantes chez les personnes qui travaillent de manière excessive. Le besoin constant de performance et de perfection peut créer une pression énorme, menant à des sentiments d'insuffisance et de désespoir. Le manque de temps pour les loisirs et les interactions sociales peut également contribuer à l'isolement et à la solitude.

Passer trop de temps au travail peut nuire à vos relations personnelles. La négligence des amis et de la famille peut entraîner des conflits et un sentiment de déconnexion. Les relations sociales sont essentielles pour le bien-être émotionnel, et leur absence peut exacerber les problèmes de santé mentale associés au workaholisme.

Travailler de longues heures peut perturber vos habitudes alimentaires. Vous pourriez sauter des repas, opter pour des fast-foods ou grignoter de manière excessive. Ces habitudes peuvent entraîner des carences nutritionnelles, une prise de poids et d'autres problèmes de santé liés à une mauvaise alimentation.

En conclusion, bien que le travail soit une partie importante de notre vie, il est essentiel de trouver un équilibre pour éviter les effets négatifs du workaholisme sur votre santé. Prendre conscience de ces impacts est la première étape pour améliorer votre bien-être général. Prêt à explorer des solutions pour équilibrer votre vie professionnelle et personnelle ?

Des conseils qui marchent !

Vous avez réalisé que votre addiction au travail prend trop de place dans votre vie ? Pas de panique, il existe des solutions efficaces pour retrouver un équilibre sain. Voici quelques astuces pour vous aider à réduire votre temps de travail et à profiter davantage de votre vie en dehors du bureau.

1. Fixez des limites claires

La première étape pour combattre le workaholisme est de fixer des limites claires entre le travail et la vie personnelle. Définissez des horaires de travail précis et respectez-les. Une fois votre journée de travail terminée, déconnectez-vous de vos e-mails et des appels professionnels. Il est important de créer un espace où le travail ne peut pas pénétrer, que ce soit un endroit physique ou une plage horaire dédiée à la détente.

2. Apprenez à dire non

Savoir dire non est crucial pour éviter de surcharger votre emploi du temps. Acceptez que vous ne pouvez pas tout faire et priorisez vos tâches. Déléguez quand c'est possible et ne prenez pas de nouvelles responsabilités si vous êtes déjà débordé. Dire non ne fait pas de vous un mauvais employé, cela montre que vous êtes conscient de vos limites et que vous souhaitez faire du bon travail sans compromettre votre santé.

4. Planifiez des pauses régulières

Incorporez des pauses régulières dans votre journée de travail. Prenez quelques minutes toutes les heures pour vous lever, vous étirer et vous éloigner de votre écran. Ces petites pauses peuvent aider à réduire le stress et à améliorer votre concentration. Pensez aussi à prendre de véritables pauses déjeuner loin de votre poste de travail.

5. Pratiquez des activités relaxantes

Pour contrer le stress du travail, pratiquez des activités qui vous détendent et vous plaisent. Que ce soit le yoga, la méditation, la lecture, ou une promenade en plein air, trouvez ce qui vous aide à décompresser et intégrez-le dans votre routine quotidienne. Ces moments de détente sont essentiels pour votre bien-être mental et physique.

6. Fixez des objectifs personnels

Avoir des objectifs en dehors du travail peut vous aider à trouver un équilibre. Que ce soit apprendre une nouvelle compétence, suivre un cours, ou s'engager dans une activité sportive, ces objectifs peuvent vous offrir des gratifications et des réussites en dehors du domaine professionnel. Ils vous rappellent qu'il y a plus dans la vie que le travail.

7. Cherchez du soutien

Ne sous-estimez pas l'importance de parler de vos défis avec des amis, des membres de la famille ou des collègues. Parfois, partager vos préoccupations peut vous aider à trouver des solutions et à vous sentir moins seul. Si nécessaire, n'hésitez pas à consulter un professionnel, comme un coach ou un thérapeute, pour obtenir des conseils sur la gestion du stress et de la charge de travail.

8. Établissez des rituels de fin de journée

Créez des rituels pour marquer la fin de votre journée de travail. Cela peut être aussi simple que ranger votre bureau, éteindre votre ordinateur ou faire une courte promenade. Ces rituels peuvent vous aider à faire la transition entre le travail et la maison, signalant à votre cerveau qu'il est temps de se détendre.

9. Pratiquez la gratitude

Prenez quelques minutes chaque jour pour réfléchir à ce pour quoi vous êtes reconnaissant. Cela peut être des réussites professionnelles, des moments passés avec des proches, ou simplement un bon repas. La pratique de la gratitude peut améliorer votre humeur et vous aider à rester positif, même dans les périodes de stress.

10. Prendre des vacances

N'oubliez pas de prendre des vacances. Éloignez-vous du travail pour recharger vos batteries et revenir avec une énergie renouvelée. Les vacances sont essentielles pour éviter l'épuisement professionnel et pour vous rappeler qu'il y a une vie en dehors du bureau.

En suivant ces conseils, vous pouvez commencer à réduire votre addiction au travail et retrouver un équilibre sain entre vie professionnelle et vie personnelle.

Pour approfondir le sujet : découvrez Marc Loriol

Si notre chapitre sur l'addiction au travail vous a fait réfléchir, laissez-moi vous parler de Marc Loriol, un expert reconnu en sociologie du travail. Marc se passionne pour les dynamiques du monde professionnel et les comportements qui en découlent. Il partage ses connaissances à travers des conférences et des articles, où il explore l'impact du travail sur notre vie personnelle.

Son livre "L'Addiction au travail" est un incontournable pour quiconque se sent aspiré dans le tourbillon de la suractivité professionnelle. Marc y décrypte les mécanismes qui transforment notre dévouement au travail en une véritable addiction, tout en abordant les conséquences sur notre santé mentale, nos relations et notre bien-être général.

Ce livre propose des pistes pour identifier les signes du workaholisme et des conseils pour retrouver un équilibre sain. Marc Loriol y offre des stratégies concrètes pour décompresser, se recentrer et reconstruire une vie où le travail trouve sa juste place, sans empiéter sur le reste.

Alors, si vous cherchez à comprendre comment naviguer entre engagement professionnel et vie personnelle épanouie, plongez dans "L'Addiction au travail". Vous découvrirez des clés pour gérer votre relation avec le travail et éviter qu'il ne prenne le dessus.

6. Accros à la télévision et aux séries

Coup de projecteur sur cette addiction

Ah, la télévision et les séries ! Qui n'aime pas se détendre sur le canapé après une longue journée, en se plongeant dans l'univers de ses personnages préférés ? Que ce soit pour suivre les dernières intrigues de votre série préférée ou pour découvrir un nouveau film à succès, la télévision fait partie intégrante de nos vies. Mais quand cette habitude de visionnage devient-elle une addiction ?

L'addiction à la télévision et aux séries se manifeste lorsque le temps passé devant l'écran commence à empiéter sur d'autres aspects importants de votre vie. Cela peut inclure négliger des responsabilités, sacrifier des heures de sommeil, ou éviter des interactions sociales. La télévision, autrefois un simple divertissement, devient alors une échappatoire constante, une manière de fuir la réalité.

Prenons l'exemple de Sarah, une employée de bureau. Après une journée de travail stressante, elle rentre chez elle et allume immédiatement la télévision. Ce qui commence par un épisode se transforme souvent en une nuit entière de binge-watching. Elle sait qu'elle devrait se coucher plus tôt pour être en forme le lendemain, mais elle ne peut pas s'empêcher de regarder "juste un épisode de plus". Résultat : elle est fatiguée, elle culpabilise et elle et moins productive au travail.

Les statistiques montrent que nous passons de plus en plus de temps devant nos écrans. Selon une étude récente, un adulte moyen passe environ trois heures par jour à regarder la télévision. Cela peut sembler anodin, mais cumulé sur une semaine, cela représente plus de 20 heures, soit presque une journée entière ! Pour certaines personnes, ce chiffre peut être bien plus élevé, surtout avec l'essor des services de streaming qui rendent le binge-watching plus facile que jamais.

Mais pourquoi sommes-nous si accros à la télévision et aux séries ? Plusieurs facteurs entrent en jeu. Tout d'abord, les séries sont conçues pour être addictives. Les cliffhangers à la fin de chaque épisode nous laissent en suspense, nous incitant à cliquer sur "suivant". De plus, la télévision offre une évasion immédiate de nos préoccupations quotidiennes, nous permettant de nous plonger dans des mondes fictifs où nos problèmes semblent insignifiants.

Les signes de l'addiction à la télévision et aux séries peuvent varier, mais certains sont assez révélateurs :

- Vous passez beaucoup plus de temps à regarder la télévision que prévu.

- Vous ressentez une forte envie de regarder des séries dès que vous avez du temps libre.

- Vous négligez vos responsabilités personnelles ou professionnelles à cause de votre temps de visionnage.

- Vous continuez à regarder la télévision malgré les conséquences négatives sur votre vie.

- Vous ressentez de l'irritabilité ou de l'anxiété lorsque vous ne pouvez pas regarder la télévision.

L'addiction à la télévision peut avoir des conséquences sérieuses sur votre santé physique et mentale. Heureusement, il est possible de reprendre le contrôle et de profiter de la télévision et des séries de manière saine et équilibrée. Dans les chapitres suivants, nous explorerons des stratégies pour réduire le temps de visionnage, retrouver un équilibre et faire en sorte que la télévision reste un loisir agréable plutôt qu'une dépendance.

Anecdote : Les écrans et l'intimité dans le couple

L'autre jour, en papotant avec une amie, j'ai découvert un chiffre qui m'a fait réfléchir : en moyenne, les couples passent 40% de leur temps ensemble devant des écrans. Voilà qui explique bien des choses ! Imaginez un couple sur le canapé, chacun scotché à son téléphone ou rivé à la télé. Ça commence par un petit épisode sympa ensemble, et ça finit souvent en soirée silencieuse, chacun absorbé par son écran.

C'est fou comme ces petits rectangles lumineux peuvent nous éloigner l'un de l'autre sans qu'on s'en rende compte. Vous vous souvenez de ces soirées où l'on bavardait, on rigolait, on se câlinait ? Aujourd'hui, elles sont souvent remplacées par des marathons de séries où on ne fait qu'échanger des commentaires sur ce qui se passe à l'écran. La complicité, l'intimité, tout ça se fait grignoter peu à peu par les pixels.

Je me rappelle aussi avoir lu que des couples se plaignaient de moins de temps pour l'intimité physique à cause des séries et des réseaux sociaux. C'est vrai que quand on reste tard à binge-watcher, les câlins et autres tendres attentions passent souvent à la trappe. Et puis, il y a ces petits moments où l'on se sent un peu jaloux ou négligé, parce que l'autre est trop occupé à scroller plutôt qu'à nous prêter attention.

Alors, pour éviter que les écrans ne deviennent le troisième membre de notre couple, il serait peut-être judicieux de réinstaurer des moments sans technologie. Histoire de se rappeler qu'il est bien plus chouette de se plonger dans les yeux de l'autre plutôt que dans l'écran. Allez, et si on se fixait des petites soirées sans écrans pour retrouver un peu de cette magie perdue ?

Questionnaire "êtes-vous concerné par cette addiction ?"

Vous vous demandez si votre amour pour les séries et la télévision a dépassé la ligne de la simple passion pour devenir une véritable addiction ? Voici un petit questionnaire pour vous aider à y voir plus clair. Répondez honnêtement et voyez où vous en êtes. Prêt ? C'est parti !

1. Combien de temps passez-vous à regarder la télévision ou des séries chaque jour ?

a) Moins d'une heure

b) Entre une et trois heures

c) Plus de trois heures

2. Ressentez-vous une forte envie de regarder des séries dès que vous avez du temps libre ?

a) Non, pas vraiment

b) Parfois

c) Oui, souvent

3. Avez-vous déjà négligé des obligations (travail, études, tâches ménagères) à cause de votre temps de visionnage ?

a) Non, jamais

b) Parfois

c) Oui, fréquemment

4. Ressentez-vous de l'irritabilité ou de l'anxiété lorsque vous ne pouvez pas regarder la télévision ?

a) Non, jamais

b) Parfois

c) Oui, souvent

5. Est-ce que regarder la télévision impacte votre sommeil (coucher tard, insomnie) ?

a) Non, jamais

b) Parfois

c) Oui, souvent

6. Utilisez-vous la télévision pour échapper à des problèmes personnels ou à des émotions négatives ?

a) Non, jamais

b) Parfois

c) Oui, souvent

7. Avez-vous déjà menti à vos proches sur le temps que vous passez à regarder des séries ?

a) Non, jamais

b) Parfois

c) Oui, souvent

8. Avez-vous essayé de réduire votre temps de visionnage sans succès ?

a) Non, jamais eu besoin d'essayer

b) Oui, mais sans grand succès

c) Oui, et j'échoue toujours

9. Vos amis ou votre famille vous ont-ils déjà fait remarquer que vous regardez trop de télévision ?

a) Non, jamais

b) Parfois

c) Oui, souvent

10. Ressentez-vous un besoin constant de continuer à regarder des épisodes pour savoir ce qui se passe ensuite ?

a) Non, jamais

b) Parfois

c) Oui, souvent

Résultats :

Majorité de réponses a : Vous semblez avoir une relation saine avec la télévision et les séries. Vous regardez de manière modérée et contrôlée. Continuez ainsi !

Majorité de réponses b : Vous êtes à la limite. Votre consommation de télévision et de séries est régulière mais pas encore problématique. Soyez vigilant et essayez de réduire progressivement votre temps de visionnage pour éviter que cela ne devienne une addiction.

Majorité de réponses c : Il semble que vous soyez accro à la télévision et aux séries. Pas de panique, il existe des stratégies pour reprendre le contrôle et diminuer votre temps de visionnage. Les chapitres suivants vous fourniront des astuces pour y parvenir.

Maintenant que vous avez une meilleure idée de votre relation avec la télévision et les séries, poursuivons ensemble pour découvrir comment équilibrer tout ça et retrouver une vie plus sereine et équilibrée !

Les effets sur votre santé

Passer des heures devant la télévision ou enchaîner les épisodes de séries peut sembler être un moyen inoffensif de se détendre. Pourtant, lorsque cette habitude devient excessive, elle peut avoir des conséquences importantes sur votre santé, tant physique que mentale. Voyons ensemble quels sont ces effets et pourquoi il est important de les prendre au sérieux.

L'un des effets les plus immédiats de l'addiction à la télévision et aux séries est le manque de sommeil. Rester éveillé tard pour regarder "juste un épisode de plus" peut perturber votre rythme de sommeil, entraînant de la fatigue, une diminution de la concentration et une baisse de la productivité le lendemain. De plus, la lumière bleue des écrans peut inhiber la production de mélatonine, l'hormone qui régule le sommeil, rendant plus difficile l'endormissement.

Passer de longues heures assis devant la télévision favorise la sédentarité, ce qui peut conduire à une prise de poids. Le manque d'activité physique est un facteur de risque pour de nombreuses maladies, notamment l'obésité, le diabète de type 2, les maladies cardiovasculaires et certains cancers. En outre, le grignotage devant la télévision est une habitude courante qui contribue à une consommation excessive de calories et de malbouffe.

Regarder la télévision pendant de longues périodes peut provoquer une fatigue oculaire, également connue sous le nom de syndrome de vision informatique. Les symptômes incluent des yeux secs, des maux de tête, une vision floue et des douleurs au cou et aux épaules. Douleurs musculaires et articulaires

Rester assis dans la même position pendant de longues périodes peut entraîner des douleurs musculaires et articulaires, en particulier dans le dos, le cou et les épaules. Une mauvaise posture peut aggraver ces problèmes. Il est important de s'assurer que votre espace de visionnage est ergonomique et de vous lever régulièrement pour vous étirer.

L'addiction à la télévision peut également avoir des effets négatifs sur votre santé mentale. Le temps excessif passé devant l'écran peut entraîner de l'isolement social, de l'anxiété et même de la dépression. Les personnes qui passent trop de temps à regarder la télévision ont moins de temps pour des interactions sociales enrichissantes, ce qui peut les amener à se sentir seules et déconnectées.

Pour les étudiants et les professionnels, l'addiction à la télévision peut entraîner une baisse des performances académiques et professionnelles. Le temps passé à regarder des séries peut empiéter sur le temps consacré aux études ou au travail, entraînant des retards, des absences et une baisse de la productivité.

Regarder la télévision tout en mangeant peut perturber vos habitudes alimentaires et vous conduire à consommer des quantités excessives de nourriture. Vous êtes moins susceptible de prêter attention aux signaux de satiété de votre corps, ce qui peut entraîner une surconsommation de calories.

En conclusion, bien que la télévision et les séries puissent offrir un excellent moyen de se divertir et de se détendre, il est crucial de rester attentif à la quantité de temps que vous y consacrez. Prendre conscience des effets négatifs potentiels sur votre santé est la première étape pour trouver un équilibre sain entre le temps d'écran et les autres aspects de votre vie.

Des conseils qui marchent !

Vous sentez que votre passion pour les séries et la télévision prend trop de place dans votre vie ? Pas de souci, il existe des solutions efficaces pour retrouver un équilibre sain. Voici quelques astuces pour vous aider à réduire votre temps d'écran tout en continuant à profiter de vos émissions préférées.

1. Fixez des limites de temps

La première étape pour réduire votre consommation de télévision est de vous fixer des limites claires. Décidez du nombre d'heures que vous allez consacrer chaque jour ou chaque semaine à regarder la télévision et respectez ces limites. Utilisez des minuteurs ou des applications de gestion du temps pour vous aider à rester sur la bonne voie.

2. Créez un emploi du temps

Planifiez vos sessions de visionnage de la même manière que vous planifiez vos autres activités. En créant un emploi du temps, vous pouvez vous assurer que la télévision ne prend pas le dessus sur d'autres aspects importants de votre vie. Incluez des plages horaires dédiées à l'exercice, aux loisirs, aux sorties avec des amis et aux tâches ménagères.

3. Choisissez vos programmes avec soin

Au lieu de zapper sans fin, choisissez à l'avance les émissions et les séries que vous voulez vraiment regarder. Évitez de vous laisser entraîner par le binge-watching en vous limitant à un ou deux épisodes par session. Sélectionner soigneusement vos programmes vous aidera à profiter pleinement de votre temps de visionnage sans en abuser.

4. Prenez des pauses régulières

Lorsque vous regardez la télévision, n'oubliez pas de faire des pauses régulières. Levez-vous, étirez-vous, marchez un peu ou faites une activité rapide. Ces pauses vous aideront à éviter la fatigue oculaire et les douleurs musculaires liées à la sédentarité prolongée.

5. Fixez des objectifs alternatifs

Pour réduire votre temps de visionnage, fixez-vous des objectifs alternatifs. Apprenez un nouveau hobby, inscrivez-vous à un cours, lisez des livres ou engagez-vous dans des activités sociales. En trouvant des alternatives intéressantes et enrichissantes, vous aurez moins de temps pour la télévision et plus pour d'autres passions.

6. Impliquez votre entourage

Parlez de votre volonté de réduire votre temps de télévision à vos amis et à votre famille. Leur soutien peut être précieux pour rester sur la bonne voie. Vous pouvez même les impliquer en organisant des activités ensemble qui ne sont pas liées aux écrans, comme des sorties, des jeux de société ou des dîners.

7. Évitez de regarder la télévision en mangeant

Regarder la télévision pendant les repas peut perturber vos habitudes alimentaires et vous amener à consommer des quantités excessives de nourriture. Prenez le temps de savourer vos repas sans distractions. Vous serez plus conscient de ce que vous mangez et vous apprécierez davantage chaque bouchée.

8. Désactivez les notifications

Les notifications des services de streaming peuvent être une source constante de tentation. Désactivez les notifications sur votre téléphone et vos appareils pour éviter d'être distrait. Vous serez moins tenté de regarder un nouvel épisode si vous ne recevez pas de rappels constants.

9. Cherchez de l'aide si nécessaire

Si vous trouvez que vos efforts ne suffisent pas et que votre addiction à la télévision a un impact sérieux sur votre vie, n'hésitez pas à rechercher de l'aide professionnelle. Un thérapeute peut vous aider à explorer les causes profondes de votre comportement et à développer des stratégies pour y faire face.

En suivant ces stratégies, vous pouvez retrouver un usage plus équilibré de la télévision et profiter pleinement de votre temps libre sans en devenir esclave.

Pour approfondir le sujet : découvrez James Clear

Si vous êtes curieux de découvrir comment de petits ajustements peuvent changer votre manière de consommer la télévision et les séries, laissez-moi vous parler de James Clear et de son livre "Un rien peut tout changer : De minuscules changements vont transformer votre vie". Ce livre explore comment de petites actions peuvent mener à de grands changements dans notre quotidien, un concept qui s'applique parfaitement à la gestion de notre consommation de contenus télévisuels.

James Clear est un expert en habitudes et développement personnel. Dans son livre, il décortique la façon dont les petites habitudes, même insignifiantes en apparence, peuvent s'accumuler pour transformer radicalement notre vie. Pour ceux d'entre nous qui se retrouvent à enchaîner les épisodes sans fin, ces principes peuvent offrir des stratégies pour reprendre le contrôle de notre temps et de notre attention.

Si vous cherchez à transformer votre façon de consommer des séries avec des changements simples mais efficaces, plongez dans ce livre. Il vous fournira des clés pour comprendre et réorienter vos habitudes, vous permettant de profiter des séries tout en maîtrisant leur impact sur votre vie quotidienne.

Conclusion

Les points à retenir

Nous avons parcouru un long chemin ensemble à travers les méandres des addictions modernes. Que ce soit les réseaux sociaux, le sucre, le shopping, les jeux vidéo, la télévision ou le travail, chaque addiction a ses particularités, mais aussi des solutions pour reprendre le contrôle. Voici les points essentiels à retenir pour chaque type d'addiction :

Comprendre l'addiction

Reconnaître que vous avez une addiction est la première étape vers le changement. Une addiction se manifeste par un besoin incontrôlable de se livrer à une activité, même si elle a des conséquences négatives sur votre vie. Savoir identifier les signes est crucial pour commencer à chercher des solutions.

Impact sur la santé

Toutes les addictions, qu'elles soient liées à des substances ou à des comportements, ont des effets néfastes sur la santé. Elles peuvent causer du stress, de l'anxiété, des troubles du sommeil, des problèmes physiques et mentaux. Prendre conscience de ces impacts est essentiel pour comprendre l'urgence d'agir.

Stratégies de gestion

Chaque addiction peut être gérée avec des stratégies adaptées. Fixer des limites de temps, prendre des pauses régulières, pratiquer des activités relaxantes, apprendre à dire non, et chercher du soutien sont des étapes cruciales. La clé est de trouver des méthodes qui fonctionnent pour vous et de les intégrer dans votre routine quotidienne.

Support et aide professionnelle

Ne sous-estimez pas l'importance du soutien. Parlez de vos défis à vos amis, votre famille ou vos collègues. Si nécessaire, n'hésitez pas à consulter un professionnel. Les thérapeutes, coachs ou groupes de soutien peuvent offrir des perspectives et des outils précieux pour vous aider à surmonter vos addictions.

Équilibre et bien-être

L'objectif ultime est de trouver un équilibre sain entre les différentes sphères de votre vie. Il est possible de profiter des plaisirs de la vie sans excès. Que ce soit le travail, le divertissement, la nourriture ou les interactions sociales, tout est une question d'équilibre. En cultivant des habitudes saines et variées, vous pouvez améliorer votre bien-être général.

Reconnaître les progrès

Chaque petit pas compte. Il est important de reconnaître et de célébrer vos progrès, aussi modestes soient-ils. Chaque étape franchie est un pas de plus vers une vie plus équilibrée et épanouissante. Soyez indulgent avec vous-même et continuez à avancer, même si le chemin est parfois semé d'embûches.

Poursuivre l'effort

Le chemin vers la liberté des addictions est un voyage continu. Continuez à appliquer les stratégies que vous avez apprises, restez vigilant face aux déclencheurs potentiels et n'oubliez pas de prendre soin de vous. Avec le temps, ces nouvelles habitudes deviendront une seconde nature et vous aideront à maintenir un mode de vie sain et équilibré.

Vous avez maintenant toutes les clés en main pour gérer vos addictions et retrouver un équilibre de vie. Chaque effort que vous faites compte et vous rapproche d'une vie plus sereine et satisfaisante. Maintenant, vous avez tout ce qu'il faut pour réussir !

Regard vers l'avenir

Vous voilà au bout du chemin, mais en réalité, c'est juste le début d'une aventure incroyable ! Vous avez pris des mesures courageuses pour reprendre les rênes de votre vie, et maintenant, le plus excitant reste à venir : continuer à choisir vos actions plutôt que de les subir.

Il y a tellement de choses que j'aimerais encore partager avec vous ! J'ai tellement à cœur que vous soyez heureux, apaisé et épanoui. Voilà quelques idées que je veux vous donner pour la suite.

Fini le mode automatique ! Que ce soit pour les réseaux sociaux, le sucre, ou le boulot, c'est vous qui décidez. Le but, c'est de vivre votre vie avec intention et énergie. Allez-y, soyez le capitaine de votre navire !

Soyez proactif : intégrez des habitudes qui vous font du bien, comme faire du sport ou bien manger. C'est un peu comme devenir votre propre super-héros quotidien. Planifiez des moments pour ce qui vous fait vraiment vibrer.

Restez curieux et apprenez sans cesse ! Chaque découverte est une arme de plus contre les tentations et les vieux réflexes. Suivez des cours, lisez des livres, explorez des sujets passionnants. Vous êtes un explorateur de votre propre potentiel !

Créez un environnement qui booste votre moral. Entourez-vous de gens inspirants, aménagez votre espace pour qu'il respire la sérénité et la motivation. C'est votre terrain de jeu, faites-en un endroit où il fait bon vivre.

Fixez-vous des objectifs audacieux. Qu'il s'agisse de voyager, d'apprendre une nouvelle compétence ou de poursuivre une passion, ces objectifs vous propulseront vers l'avant. Élaborer un plan pour les atteindre rend l'aventure encore plus excitante.

La gratitude, c'est votre boussole. Prenez un moment chaque jour pour apprécier ce que vous avez. Tenez un journal de gratitude, cela transforme la moindre victoire en un rayon de soleil qui illumine votre journée.

Anticipez les coups durs. Soyons réalistes, les tentations feront leur retour. Préparez-vous en imaginant des stratégies pour les surmonter. Un plan en poche, c'est votre super pouvoir pour affronter les moments difficiles avec panache.

Soyez doux avec vous-même. Le parcours vers une vie harmonieuse est plein de rebondissements. Chaque pas, même petit, est une victoire. Pratiquez l'auto-compassion, c'est comme se donner une tape sur l'épaule à chaque étape franchie.

Partagez votre aventure ! Votre histoire est une source d'inspiration pour les autres. Parlez de vos expériences, écrivez-les, rejoignez des groupes de soutien. Votre parcours peut éclairer la route pour ceux qui traversent les mêmes défis.

En regardant vers l'avenir, souvenez-vous que vous avez le pouvoir de façonner votre destin. Chaque jour est une nouvelle opportunité pour grandir, s'améliorer et vivre pleinement. L'avenir est une page blanche, et vous avez toutes les couleurs pour le rendre magnifique.

Continuez à avancer avec audace et optimisme. Vous avez toutes les capacités pour transformer votre vie en quelque chose d'extraordinaire. Le meilleur reste à venir, alors saisissez-le à pleines mains !

Je crois en vous,

Sophie

Me soutenir

Chers amis,

Avez-vous apprécié ce moment passé ensemble ?

Moi, j'ai adoré.

Pour m'aider à faire connaître mes livres et m'encourager à en écrire de nouveaux, je vous invite à me laisser vos impressions sur la fiche produit Amazon de mon livre "Tous accros ! Addictions modernes : les conséquences et des conseils pratiques pour notre santé" en scannant ce QR code. Soyez franc et direct, n'ayez pas peur de me bousculer :)

Votre avis compte. Je lis tous les commentaires.

Un grand merci et à très vite !

Ressources utiles

Vous avez décidé de reprendre le contrôle de vos habitudes et de vivre une vie plus équilibrée, félicitations ! Pour vous aider dans cette démarche, voici une sélection de ressources utiles qui peuvent vous apporter un soutien supplémentaire et des informations précieuses. Que vous cherchiez des livres inspirants, des sites web informatifs ou des applications pratiques, vous trouverez ici des outils pour vous accompagner dans votre parcours.

Livres

1. "Le Pouvoir des Habitudes" de Charles Duhigg

Ce livre explore comment les habitudes se forment et comment les changer. Il propose des conseils pratiques pour modifier vos routines et adopter des habitudes plus saines.

2. "Digital Minimalism" de Cal Newport

Pour ceux qui cherchent à réduire leur dépendance aux technologies, ce livre offre des stratégies pour vivre une vie plus épanouissante sans être constamment connecté.

3. "La Magie du Rangement" de Marie Kondo

Organiser son espace de vie peut avoir un impact significatif sur votre bien-être mental. Ce livre vous guide pour désencombrer et organiser votre maison de manière efficace.

Sites web

1. Stop the Addiction

Ce site propose des articles, des forums et des ressources pour aider à comprendre et à gérer diverses addictions.

2. Mindful.org

Pour ceux qui cherchent à intégrer la pleine conscience dans leur vie quotidienne, Mindful.org offre des articles, des cours et des conseils pratiques.

3. Eat This, Not That!

Un site pratique pour ceux qui veulent améliorer leur alimentation avec des conseils sur les choix alimentaires plus sains et des recettes.

Applications

1. Headspace

Une application de méditation et de pleine conscience qui propose des séances guidées pour réduire le stress, améliorer le sommeil et augmenter la concentration.

2. Forest

Idéale pour ceux qui veulent réduire leur temps d'écran. Forest vous aide à rester concentré en plantant des arbres virtuels que vous pouvez transformer en arbres réels.

3. MyFitnessPal

Une application de suivi alimentaire et de fitness qui vous aide à surveiller votre alimentation, vos exercices et vos progrès vers une vie plus saine.

Associations et groupes de soutien

1. Addict Aide

Une plateforme qui offre des informations et des ressources pour les personnes luttant contre différentes formes d'addiction. Ils proposent également des forums et des contacts pour des groupes de soutien.

2. Les Alcooliques Anonymes

Même si le nom suggère une concentration sur l'alcool, beaucoup de sections offrent également un soutien pour d'autres types d'addictions.

3. Oniomanie Anonyme

Un groupe de soutien pour ceux qui souffrent de dépendance au shopping. Ils proposent des réunions régulières et des ressources pour aider à gérer cette addiction.

Applications de gestion du temps

1. Toggl

Une application de suivi du temps qui peut vous aider à comprendre comment vous utilisez vos journées et à trouver des moyens de travailler plus efficacement.

2. RescueTime

Une autre application de suivi du temps qui analyse vos habitudes numériques et vous donne des rapports détaillés pour améliorer votre productivité.

3. Focus@Will

Une application qui utilise la musique pour améliorer votre concentration et votre productivité. Idéale pour ceux qui ont du mal à se concentrer en travaillant.

En utilisant ces ressources, vous pouvez trouver le soutien et les informations dont vous avez besoin pour continuer à progresser vers une vie plus équilibrée et épanouissante. Bonne chance dans votre parcours, et souvenez-vous : chaque petit pas compte !

Petit glossaire

Pour vous aider à mieux comprendre certains termes techniques utilisés dans ce livre, voici un petit glossaire. Vous y trouverez des définitions simples et claires pour saisir l'essentiel sans vous perdre.

Addiction

Un besoin compulsif de consommer une substance ou de se livrer à une activité, malgré les conséquences négatives.

Binge-watching

Regarder plusieurs épisodes d'une série d'une traite, souvent pendant des heures, avec des cliffhangers qui vous tiennent en haleine.

Burnout

Un état de fatigue émotionnelle et mentale lié au stress prolongé, surtout au travail.

Cheat-meal

Un repas où l'on se permet de consommer des aliments moins sains pour se faire plaisir, tout en maintenant une alimentation équilibrée le reste du temps.

Cliffhanger

Un moment de suspense à la fin d'un épisode ou d'un chapitre, incitant à continuer pour connaître la suite.

Habitude

Un comportement répété régulièrement, souvent de manière inconsciente.

Like

Exprimer son approbation pour un contenu en ligne, une action qui peut devenir compulsive dans la quête de validation sociale.

Oniomanie

Addiction au shopping, avec une envie irrésistible d'acheter même sans besoin réel.

Productivité

Efficacité avec laquelle on accomplit des tâches ou des objectifs.

Rituel de fin de journée

Actions ou activités régulières signalant la fin de la journée de travail, facilitant la détente.

Scroll

Faire défiler du contenu sur un écran, souvent de manière compulsive sur les réseaux sociaux ou sites web.

Syndrome de vision informatique

Problèmes oculaires liés à l'utilisation prolongée d'écrans, comme la fatigue oculaire et les maux de tête.

Trend

Une tendance populaire qui se propage rapidement, souvent via les réseaux sociaux.

Workaholisme

Obsession excessive pour le travail, au détriment de la santé et des relations personnelles.

Utilisez ce glossaire pour naviguer facilement à travers les concepts abordés et appliquer les conseils pratiques à votre vie. Bonne route vers une vie plus équilibrée et épanouissante !

Mes sources

Pour vous offrir des informations fiables et pertinentes sur les addictions modernes, je me suis appuyée sur une variété de sources de grande qualité. Voici une liste des principales références utilisées, incluant des études scientifiques, des ouvrages de référence, et des articles de journaux renommés. Vous pouvez consulter ces sources pour approfondir vos connaissances et explorer davantage les sujets abordés.

Livres et ouvrages de référence

1. Charles Duhigg, "Le Pouvoir des Habitudes"

Cet ouvrage essentiel explore comment les habitudes se forment et comment les changer pour améliorer notre vie quotidienne.

2. Cal Newport, "Digital Minimalism"

Ce livre propose des stratégies pour réduire notre dépendance aux technologies et vivre une vie plus significative et épanouissante.

3. Marie Kondo, "La Magie du Rangement"

Un guide pratique pour organiser son espace de vie, ce qui peut également aider à réduire le stress et améliorer le bien-être général.

Études scientifiques

1. American Psychological Association (APA)

J'ai consulté divers articles et études sur les impacts psychologiques des addictions, notamment la dépendance aux technologies et les troubles liés au stress.

2. World Health Organization (WHO)

Leurs rapports et études sur les conséquences des comportements addictifs sur la santé globale, y compris les jeux vidéo, le travail excessif et la consommation de sucre, m'ont été très utiles.

3. National Institute on Drug Abuse (NIDA)

J'ai trouvé des recherches approfondies sur les mécanismes neurologiques des addictions et les stratégies efficaces pour les traiter.

<u>Articles de journaux et publications en ligne</u>

1. The New York Times

Les articles sur les tendances actuelles des addictions aux réseaux sociaux, au shopping en ligne et aux séries télévisées m'ont permis de comprendre les dernières évolutions dans ce domaine.

2. Harvard Business Review

Leurs publications sur le burnout et l'addiction au travail, avec des conseils pour maintenir un équilibre sain entre vie professionnelle et vie personnelle, ont été très instructives.

3. Journal of Behavioral Addictions

Ce journal propose des études et articles sur les différentes formes de dépendance comportementale, incluant le binge-watching, le gaming et le scrolling compulsif.

Sites web et ressources en ligne

1. Stop the Addiction

Ce site offre des articles, des forums et des ressources pour aider à comprendre et à gérer diverses addictions. Il m'a été d'une grande aide pour obtenir des informations pratiques.

2. Mindful.org

J'ai trouvé des articles et des cours sur la pleine conscience, une pratique utile pour gérer le stress et améliorer le bien-être mental.

3. Eat This, Not That!

Ce site propose des conseils pratiques pour améliorer son alimentation et adopter des habitudes alimentaires plus saines.

En m'appuyant sur ces sources, j'ai pu compiler des informations fiables et actuelles pour vous aider à mieux comprendre les défis des addictions modernes et à trouver des solutions pratiques pour les surmonter. N'hésitez pas à explorer ces références pour approfondir vos connaissances et continuer à progresser vers une vie plus équilibrée et épanouissante.

Notes

Printed in France by Amazon
Brétigny-sur-Orge, FR

20963766R00069